奇蹟醫生陳衛華 20年戰勝3癌！

32歲起連患3癌，奇蹟醫生痊癒
活過40年的抗癌養生秘訣

熱銷慶功版

【心臟科名醫】
陳衛華——著

方舟出版

推薦序

找對方法，找回健康人生！

一般人對於醫生的期待是透過醫生專業的診治，而能遠離病痛，因此很自然的推論，認為醫生很擅長照顧自己的身體，甚至醫師有病痛也懂得自己治病。這樣的思維是否正確？客觀？陳衛華醫師這本書應可給讀者一些啟發。

陳醫師生性樂觀、交遊廣濶，是運動健將，又是醫師，讓人似乎不太相信有機會罹患癌症，然而，事實上骨癌纏身，而且在20年內又另外有腎臟癌及甲狀腺癌，實在不可思議，「天降大任於斯人也」的使命，來「苦其心志、勞其筋骨」，以命運的試煉，增益其所不能。

醫生也是人，剛被癌症纏身也是震驚不已，也會責怪上天沒眷顧好人，也會遷怒於他人，看完這本書不得不對陳夫人肅然起敬，平日溫柔的女性特質，在緊要時刻化做堅強的後盾、壓力的緩和劑，可印證癌症病人與家屬一起攜手，走入艱辛的抗癌之路是何等重要。

陳醫師心緒冷靜下來後，依恃專業訓練的背景，再加上求生的意志，讓他更懂得尋求資源，印證各種療法的安全和有效性。先期的常規西醫治療，配合運動、氣功、靜坐、有科學數據驗證的中藥、天然抗氧化食物等整合輔助療法，自然走出回復健康的坦途，也許有段話可以詮釋「心若改變，態度跟著改變；態度改變、習慣跟著改變；習慣改變，人生跟著改變。」

本人在全世界各地長期從事防癌、抗癌工作，積極倡導各種輔助療法，幫助無數癌症病人找對方法、用對方法，找回寶貴生命、重拾健康人生。這種有意義的奉獻服務，絕對不是本人單獨可完成的，陳醫師也貢獻其力量，多年來在中華國際癌病康復協會的安排下，無私付出、不辭奔波各地，宣導抗癌、防癌理念，親身教導並娓娓道來，在癌症病人或家屬溝通中極有耐心，病情剖析簡單易懂，病人或家屬在感動中找到生存下去的勇氣及方法，每每讓人為之動容。都說：陳醫師人太好了、好親切！

新書的問世，將凝聚新的活力為癌症和醫學界貢獻智慧，又立即獲得新加坡大眾書局的新書選書，並同步上市。相信會在華人社會掀起一波向陳醫師學習的熱潮，造福更多華人的健康生活。

國際癌病康復協會 會長

盧繼徽

作者序

大地藏無盡．罹癌3次並沒有將我擊倒！

癌症本身並不可怕，最難醫治的，反而是對於未知的恐懼。
當你知道可以用醫藥科技、心靈支持、藝術治療等方法對抗癌症時，就可以和我一樣，和癌症正面對決3次，每次都贏！

身為心臟內科醫師，從小又是運動健將的我，照理應當是身強體壯。從沒想過有一天自己會罹患癌症，而且還接連三種癌症！

從32歲那年開始，三種癌症陸續找上我——巨大細胞癌（骨癌）、腎臟癌與甲狀腺癌，抗癌期間長達二十餘年，開刀無數次，忍受著一般人所無法忍受的痛苦。但在經歷了這二十餘年的痛苦之後，我卻又奇蹟式的康復，而且身體狀況比罹患癌症之前更年輕、健康。回首前塵，這一段抗癌歲月就好像是老天送給我的一樣禮物：讓我從煉獄般的痛苦裡重生，又毫髮無傷地還給我更健康的身心靈。

抗癌期間，為了活下去，窮盡各種抗癌方法，從正統的西醫治療，以至食物營養、天然植物複方、心靈療癒、氣功鍛鍊、藝術治療等，我都試過了，最後終於彙整成一套癌症康復的方程式──「癌症整合輔助療法」。

這套康復療法讓我的身體得以通過三個癌症的試煉，獲得重生。這其中有許多不可思議的奇蹟……

愛是宇宙間最偉大的力量

有一天晚上，我上樓到佛堂去，聽見太太在佛像前誠心祈求，她說願意折壽給我，以換回我的生命。剎那間，我心中湧起一股巨大的暖流，讓我生出對抗癌症的勇氣。也是這股力量，讓我過關斬將克服三個癌症。

從此，我更加相信人與人之間的真心之愛，有極大的力量可以掃除心理的苦痛與肉體上的病痛。在我康復之後，我想要把太太對我的愛心傳遞給更多人，於是我為沒錢看病的街友「義診送餐」，也舉辦歲末街友餐會，招待街友吃一頓豐盛的餐宴。在這些活動之中，我獲得更大的心靈喜悅，也得到更多愛心的回報。從此之後，我心裡總是充滿喜樂，身體活力也一天比一天好。

大自然以最完美的食物為人類祛病

當我經歷三個癌症治療，無數次大大小小的開刀，身體虛弱如風中殘燭之時，我在偶然間獲得許多自然界珍貴的植物複方，其中蘊藏完美的營養組合，使我能夠很快的獲得充足的營養，迅速回復體能，獲得重生的力量，並且減少正統治療時產生的不適與副作用。

「大地藏無盡」這句話說得一點也沒有錯。大地就像我們的母親，為了紓解我們身體上的痛苦，她總是可以生長出輔助我們康復的植物，只要我們願意敞開心胸去接納。

感謝中國大陸的王振國醫師，長期研究大自然植物對於癌症的康復輔助功能，以漫長的歲月進行搜集、驗證，調配出最佳的植物複方組合。這個植物複方讓我獲得奇蹟式的幫助，它的效能也已經在許多國家的醫學機構獲得科學驗證。

抗癌十力，健康更夠力！

我將正統的西醫治療、食物營養、天然植物複方、心靈療癒、氣功鍛練、藝術療癒等整合成為「癌症整合輔助療法」，希望提供給正在與癌症搏鬥的病友，具體的意見，在求醫診治的過程中，少走冤枉路——

❶ **精氣力**：晨起練氣功，有助人體攝好能、排淤毒。

❷ **草本力**：練完氣功後，接著食用天然草本萃取的植物複方ＴＨＬ。

❸ **青春力**：吃早餐之前，喝一杯富含多元營養的現打新鮮綜合蔬果汁。

❹ **酸鹼力**：早午晚三餐飲食，請遵守酸性食物與鹼性食物份量１：３的原則。

❺ **保健力**：一天中搭配服用野生沙棘、紅景天、抗氧化劑SOD等輔助保健食品，讓細胞持續維持在高能量狀態。

❻ **化解力**：培養藝術興趣或其他喜歡從事的活動，化解生活壓力與工作壓力。

❼ **含氧力**：依身體狀況保持適度運動，至少每天午後散步、休息片刻，讓身心靈更加淨化、和諧，常保活力。

❽ **抗氧力**：非特殊體質或限定飲食的患者，晚上睡前喝20～50c.c.紅酒，增加身體的抗氧化能力，同時也能補充到天然鐵質。

❾ **善念力**：投身公益活動幫助他人，善念心願能讓自己充滿活下去的力量。

❿ **持續力**：切記，抗癌自始至終都不能放棄正規西醫治療。

陳衛華

part 1

細胞病變，一定是生活出了錯／013

part 5

聰明抗癌，贏在「健康科技管理」／241

part 1

細胞病變 一定是生活出了錯

每一種癌症，都不是莫名奇妙發生的。
第三次罹癌開刀之後，我常問自己：
「為什麼我一再罹患癌症？」
也更努力研究有關癌症醫學的知識，
所謂「知己知彼，百戰百勝」，
要想成功抗癌，就要先深入了解癌症形成的原因，
檢討自己的生活和飲食究竟出了什麼問題。

＊＊＊

「陳醫師，今天晚上七點老地方見，你一定要來喔，不能再爽約了！」老李打了三通電話催促，今晚聚會訂在全台中氣氛最好的ＢＡＲ，參加的人也如往常一樣，都是老同事、老朋友。

下班放鬆心情，喝喝小酒，這類小聚會是我們這群醫生朋友經常性的休閒活動。每天生活在與死神拼鬥的開刀房、戰鬥營式的門診、隨時都有狀況的病房之間，如果不找出一些消遣放鬆，每天光是看心臟、血管、手術刀進刀出的，不精神崩潰也難！但是，今天我實在是提不起興致。

「怎麼啦？陳醫生，還在發呆？你已經兩次沒到，這次不能再缺席了！」

「喔……好吧，我會去，幾點？」

「不是說好七點嗎？老地方見！」

這些同事、醫師、朋友們，都是好哥兒們，我不想掃他們的興。但是我的腳趾頭也真奇怪，灰指甲好幾周了，到現在怎麼還沒好？電話那頭聲聲催，腳趾頭卻隱隱作痛，這樣去聚會，實在有點意興闌珊，真是心煩！

＊＊＊

發現總在意料外，別低估小毛病訊號

1987年的春天，我32歲，在醫院擔任心臟內科主治醫師，每天看診忙得昏天暗地，生活十分緊張忙碌，因此下班之後，有空就和同事、好友們聚會小酌，放鬆一下繃緊的神經。

有一天，我發現腳趾頭出現灰指甲，看了許多皮膚科醫師都無法治癒。本想下班後再去照個X光看看，但是老友熱情相邀，不由自主又答應了。我一向很難拒絕別人的邀請，往往人家說什麼，我都會答應，從小就是這樣，所以朋友特別多，當然吃喝玩樂的邀約也就不少。還有個原因，為什麼我的飯局特別多呢？因為我酒量很好，酒過三巡，大家都醉倒了，只剩我還清醒，可以幫大夥兒「收拾善後」。

這次如果不是因為腳趾頭實在疼痛，我其實也是很樂意赴約的。想想，從小學到醫學院七年，焚膏繼晷的苦讀，一路辛苦上來，現在當了醫生，工作還是緊張忙碌，利用工作之餘放鬆一下總是應該的吧！而且我這個人從小就過動，活動力超強，靜不下來。下班後回到家，家裡總是安安靜靜的，鎖不住我活潑躍動的心，所以老是想往外跑。

終於下班了，再吞幾顆止痛藥，不讓灰指甲作怪，我便高高興興的赴約了。朋友們見到我，不慰問我的身體狀況，還一直抱怨我缺席好幾次。

我不禁對他們說：「喂！老兄們，我是身體不舒服才缺席，你們也不慰問我一下，太不夠意思了嘛！」

「哎呀！陳醫師你年輕力壯，又是運動健將，那一點小病對你算什麼！」

「就是說呀！不過就是灰指甲嘛，對你這位心臟科權威來說是小case。來！別擔心，多喝幾杯酒，消毒消毒就好了！」

「喝酒消毒？王醫師，你好歹也是腸胃科大醫師，怎麼說出這樣不科學的話呀？」

「別聽他的，放輕鬆好好吃頓飯，營養補充好，病就好了！」

「依我看，唱唱歌，心情好，包你病就好了，這是我的心理治療法。」心理科張醫師也來獻計一番。

「好！好！感謝大家對小弟的關心，今晚我們就喝酒唱歌，不醉不歸！」我看到大夥兒氣氛這樣熱絡，心情也放鬆不少，灰指甲好像也不怎麼痛了！於是就開懷暢飲，直到夜深才回家。

回到家，太太在等我，還沒睡。我有點過意不去，頭低低的，想趕快溜回房間。

「都不舒服了，還喝酒喝到這麼晚，明天一早還要上班呢！以後不要這樣了。」太太帶著責備的語氣對我說。

「喔！沒關係啦，散散心，病好得更快！」我搬出老張那一套說法來搪塞。

我再度服了止痛藥，倒頭就睡。

我的骨頭被癌細胞吃掉了！

第二天清晨，我被一陣劇烈疼痛痛醒了，灰指甲的腳趾頭痛得好厲害。心想：糟了！應該是昨晚喝酒的後遺症，但是今天醫院有重要case，不能請假，於是我又吞了止痛藥，咬緊牙根趕緊去上班。

在醫院上班一整天，身體都很不舒服，痛楚一直沒有消除，於是下午抽空到放射線科去照個X光，想看看到底是怎麼回事。

X光片出來，我著實嚇了一大跳，灰指甲所在的左腳大拇趾，裡面竟然沒有骨頭，「我的骨頭不見了！」我心裡驚呼！這一定有問題，我決定下班後去問我讀國防醫學院時的教授，於是一通電話先打到榮民總醫院給他。教授一向非常照顧我，一有醫學上的問題，我一定會先想到他。

「教授，我的骨頭不見了！」

「怎麼會？把詳細情形告訴我。」

「我照了X光，片子裡左腳大拇趾骨頭不見了！這是怎麼回事？」

「嗯，別急！下班後帶片子來找我，很重要，一定要來喔！」教授對我說。

下班後，我帶著X光片直奔榮總，在教授的診療間，我像是等待宣判的病人，等著沉默好久的教授開口。這時，我想到平日看診時，病人及家屬焦慮惶恐的眼神，大概就像我現在一樣。我忽然有了感觸，心想以後我要多體諒病人的心情，至少讓他們在看病時，心情不要過於緊張。

「你的情形嘛……」教授說話的聲音，把我的思緒拉回現實。

「衛華！你在發呆啊？專心聽我說。」教授態度嚴肅了起來。

「請問教授，我的骨頭怎麼了？真的不見了嗎？」

「這……，你也不要太緊張，算發現得早，你左腳大拇趾的骨頭，看起來已經被吃掉了一些……」

「被吃掉？被什麼吃掉？」

「被……腫瘤細胞吃掉了！」

「所以，我得了……」

「看起來是巨大細胞腫瘤，但還不算太晚。」

「那就是……骨癌？」我的腦子突然轟的一聲，有如晴天霹靂。

「應該沒錯。」

「怎麼可能？我怎麼可能得到癌症？我還這麼年輕，身體這麼健康，我還是運動健將，怎麼可能得到骨癌？」我實在無法相信。

「衛華，你自己是醫生，你也知道事情的嚴重性，我不是說沒救，絕對還有救，但是一定要快，趕快去開刀，或許還可以不必截肢。」

「什麼？截肢？我不要！以後我怎麼見人啊？」我一向十分重視外表儀態，總是希望穿得乾乾淨淨，整整齊齊，聽到要截肢，心裡十分驚慌。

「可不可以不開刀？有其它辦法嗎？像是吃藥。」我想到開刀後，走起路來一定很難看，所以實在很不願意開刀。

「如果不開刀，恐怕會一直轉移、擴散。」

「教授，那能不能只鋸骨頭，留下肌肉和皮膚？」我提出了這樣異想天開的意見，我想這樣起碼還可以保持外觀的完整。

「啊？這我還是第一次聽到。老實說，應該很困難。」

「無論如何，你要馬上動手術，愈快處理，切掉的部位就愈小。我幫你安排病房，後天立刻住進來。」教授千方百計幫我找到最快可以住進去的醫院，是在803醫院的特等病房。

我專攻的是心臟科，不是癌症專科，所以一定得聽取教授的意見，他是業界很知名的癌症專科醫師。我震驚、惶恐、情緒近乎失控。沒想到一個灰指甲小小的毛病，竟會變成骨癌！我告別了教授，回到家，失控的大哭起來。

太太聽到這個消息，吃驚的程度不比我小，但她畢竟長期在進行靈修，是一位經驗豐富的心靈老師，因此從外表看起來，她比我鎮定多了。

為什麼是我得到癌症？

那個晚上，我悲傷、害怕、自怨自艾：「為什麼是我得到癌症？」我心裡一再地問老天爺。但是鬧情緒歸鬧情緒，基於醫師的專業認知，我知道這對我是攸關生命的事情，耽誤不得。尤其我最重視外表要斯文整齊，萬一要截肢，不是很難看嗎？靈光一閃，我去查了骨癌的治癒機率，發現在我這樣的情形下開刀，五年的存活機率還算高，因此稍稍放了心。

第三天，我乖乖聽教授的話，進醫院作徹底檢查，準備接受開刀。幸運的是，經過精確的檢查與評估，我大概還不必截肢，只要在左腳拇趾作局部切除即可，總算是不幸中的大幸。太太陪著我，攜帶大包小包住進了醫院病房。

「只是個小手術，開完刀就沒事了。」太太不斷安慰我。

「妳懂什麼？什麼小手術？是癌症耶！」剛進病房，我就向太太發了一頓脾氣。我憤怒的指責她，又頹然地坐下來：「唉！我怎麼這樣倒楣，竟然會得到癌症！」我一時心情不穩定，對著太太吼叫，又拿起枕頭重重的摔了幾下。從昨晚開始，我已經不知道發過幾次脾氣了，太太居然都沒有回嘴。

我和太太之間的相處，一向都是我的個性比較溫和，她比較性急。但是自從我

醫院標準的癌症治療模式

醫院目前對於癌症的治療，會依據腫瘤的部位、發展程度期別、患者本身身體和其他疾病狀況等條件進行評估，再選擇適當的方法來治療。但整體來說，目前的治療方式主要包括以下幾種：

◎ 開刀切除腫瘤　◎ 化學療法　◎ 放射線治療
◎ 標靶藥物治療　◎ 免疫細胞療法

得了癌症之後，好像翻轉過來，我無法自我控制一直在發脾氣，而太太竟然都默默地承受。幾次下來，我心裡有些過意不去，畢竟我不是那麼無理取鬧的人，所以很想向她道歉，卻又說不出口。因此我為自己找了個藉口，心想：「我已經夠倒楣了，不想再去低聲下氣認錯。現在的我，已經是一個癌症病人了，管他那麼多，想發脾氣就發脾氣吧！誰知道我還能活多久呢？」

得了癌症要不要馬上開刀？

情緒化的過了一陣子，我還是乖乖進了手術房。雖然只切除一小塊，但手術過程卻長達四個小時。手術之後醒來，我先摸摸自己的雙腳，好險！還在！心裡暫時放下一顆大石頭。

但是當麻醉藥完全退去，開始感覺到全身血液好像一直往左腳底奔瀉，因為左腳大拇指已切除，疼痛一發不可停止，痛苦萬分。或許是我身體底子好，又正值年輕，忍過幾天痛苦就獲准出院了。醫生還說暫時不需要作化療和放療，等以後觀察情況再說。

後來常有癌友問我：得了癌症要不要馬上開刀？開刀之後會不會容易擴散？我會肯定地告訴他們：當癌細胞威脅到生命安全的時候，

如果醫生評估可以開刀，我主張立即開刀切除腫瘤，等手術後再進行各種輔助康復療法，例如：營養補充、中國草本植物、運動、氣功等，漸漸地幫助身體復原。以我的專業認知，大部份的癌症還是先作正規醫療處理比較安全；之後加上輔助康復的方法，就能達到很好的抗癌效果。

疼痛不斷，考驗你的生存鬥志

身體乃血肉之軀，會感到疼痛、會因疾病而心煩意亂。自從我出院之後，身體的疼痛還是繼續持續著，經常痛到睡不著覺，每天必須靠止痛藥勉強撐過。由於身體狀況反覆不定，兩、三天就要回醫院報到，還因為傷口發炎，又再進出醫院開刀了幾次，期間所受的折磨，真可以用「提心吊膽、生不如死」八個字來形容。

因為身體不舒服，我變得越來越暴躁，經常無緣無故發脾氣，也常自怨自艾。我對上天抱怨：「我從小這麼聽話、認真讀書，好不容易當了醫生，我也很認真為病人治病，也經常為貧窮的人們作義診，為什麼我會得到癌症？受這麼大的痛苦？」我心裡滿是疑問，卻沒有答案。

置身在這種處境下，才真切體會到人的生理與心理交互影響如此巨大，肉體愈疼痛，心就愈加煩躁；而愈是心煩，身體的疼痛也就跟著愈加劇烈。

這是上天最好的安排——你終於開始注意健康了

雖然，上天沒有回答我為什麼是我罹癌，但太太卻回答了我。她除了默默承受我的無理取鬧，還不時在我身邊溫柔的開導我。但是當時我未曾理解她的用心，總是不斷大發雷霆。記得她曾經這麼說：「你問上天為何讓你得這個病是嗎？其實，這是上天對你最好的安排。」

「什麼?!有沒有搞錯?!這種折磨，算哪門子最好安排？」我聽了一肚子氣。

太太搖搖頭：「你先別生氣，我講一個故事給你聽，你就明白了！」

從前有位國王，帶著他的宰相、一群隨從，和數十條獵犬，浩浩蕩蕩到大草原打獵。這位宰相有一句口頭禪，就是：「這是上天最好的安排」。

年輕力壯的國王騎在馬上，速度飛快的追逐一頭花豹，大家都讚嘆國王英明神勇！國王彎弓搭箭，射中了花豹的脖子，但是，當國王上前去檢視戰利品時，沒想到花豹還沒死，竟一口咬下國王的左手小指頭，當場血流不止。還好國王被衛兵搶救下來，並趕快叫隨行的御醫包紮傷口。

回去之後，國王心情很不好，找宰相一起喝酒，宰相卻對他說：「大王啊！少了手指頭上的一塊肉，總比丟了一條命好，這是上天最好的安排！」國王一聽非常生氣，打算把宰相關起來。宰相卻又說：「這也是上天最好的安排！」國王盛怒之下，馬上命人把宰相關進牢裡。

過了一個月，國王手傷好了，又想去打獵，但這次宰相被關在牢裡，沒有隨行。國王帶著隨從去打獵，在追捕獵物時，國王不知不覺間脫離了隊伍，進入森林。這次沒有宰相陪在他身邊，只有他單獨一人。忽然間，從山上衝下一群野蠻人，把國王捉了起來，帶回山上，打算獻祭給神明。國王被脫光衣服，等待被宰殺。這時，大家都對國王這個細皮白肉的祭品非常滿意，突然間，祭司大喊：「慢著！這個祭品不合格，他的手指頭少了一根，我們不能用殘缺的人獻給神明，那是不敬的。」於是就把國王給放了。

國王大難不死，就想到宰相說的那句話：「這是上天最好的安排！」果然是很有智慧的一句話。於是把宰相放了出來，並且對宰相說：「你說的真是一點也沒錯，很多事情果然都是上天最好的安排！如果不是因為我之前打獵被花豹咬了一口，今天就沒命了，但是卻讓你委屈坐牢了一個月。」宰相微笑說：「大王！您將我關在監獄，也是上天最好的安排。因為如果我不被您關在監獄，就會一起被野蠻人捉去，野蠻人發現國王不能作為祭品時，那一定就是選我當祭品了，我一定就會被殺掉了。」國王聽了哈哈大笑，兩人一起說：「這一切都是上天最好的安排！」

癌症治療後的追蹤觀察期

癌症在手術或化放療完成之後，必須持續維持非常健康、正常的生活方式與飲食習慣。康復穩定性的追蹤觀察期大致可分三個階段：

◎ **5年追蹤期：**癌症在治療後的5年之內為重要觀察期，因為在5年之內最容易復發和轉移。

◎ **10年穩定期：**如果能夠安度5年以上至10年，癌症都未曾復發，也未移轉，大概就能安心了。

◎ **20年安全期：**如果能超過20年以上細胞未再病變，就可以說已幾乎擺脫癌症的威脅了。

說完這個故事，太太作了一個結論：「所以，不要抱怨任何事，這是上天對你最好的安排，如果沒有這次生病，你不會知道該好好保養自己的身體，也許將來會生更嚴重的病也不一定。」我聽故事聽得津津有味，覺得太太說的很有道理。的確，如果我沒有得到癌症，以我當時在心臟科看診、開刀，生活緊張忙碌，下班後為紓解壓力，又幾乎天天和朋友一起喝酒、抽菸，這樣的生活型態長久下來，也很可能會造成心臟問題；心臟病如果急性發作，往往連急救都來不及了。但是，現在得到的是癌症，並不會猝死，反而讓我有機會反省以往生活當中不好的習慣。

於是，我從此遠離菸、酒、熬夜等不良生活習性，積極的讓生活與體質作徹底改變。「如果沒有癌症，也許我會死於心臟病。」我後來領悟到這個道理，因此，對於罹患癌症這件事，也就比較能夠釋懷了。

從小就忽略的慢性中毒

癌症這種病跟其它疾病不一樣，不是開刀成功就算是治癒了，它有五年的觀察期，因為在五年之內最容易復發和轉移；萬一轉移，通常病況就會更加嚴重。如果能夠安全度過五年，情況就比較安全穩定；如果度過十年，大概就算安全過關了；如果能超過二十年以上不復發、不移轉，就可以說完全擺脫癌症的威脅，沒有什麼影響性了。

知道這個統計數據後，我就一心期望能夠安然度過手術後的五年，所以積極的保養身體，不讓癌症有復發或轉移的機會。直到完成本書的今天，我已經安度二十餘年了。

在病榻上的那段時間，我仔細檢討自己得到癌症的原因，首先我回想到小時候的種種。

在南台灣炎熱的夏天，即使是一大早，天氣也已經開始熱烘烘的了。國小一年級的我，背著書包、提著水壺，從家裡走好長一段路去國小上學，路上如果不喝水，可是會難受得口乾舌燥，所以我總是會帶著水壺。我的水壺還有一個妙用，當我走到半路上，雜貨店的老闆阿水伯會對我說：「小華，來！我幫你倒汽水。」然後把我的水壺拿過去，把裡面的水倒掉，裝進滿滿的一壺汽水。

阿水伯是爸爸的好朋友，經常來家裡跟爸爸聊天、下棋，特別疼愛我。汽水甜甜涼涼，又冒著汽泡，讓年幼的我覺得好喝得不得了，那是我童年最喜歡的飲料。就這樣，我幾乎每天喝汽水，連續喝了好幾年，我的父母都不知道。有時候，阿水伯還會

從小就該避免的食物

飲食是人體健康的能源，也可能是疾病的來源。從嬰兒、幼兒、青少年乃至成人，體質的好壞都是慢慢吃出來的，尤其現代兒童外食機會多，很容易從小接觸的危險飲食包括以下幾類：

◎ **零食類**：含有色素、糖精、化學調味，如餅乾、糖果、糕點、蜜餞、調味飲料、汽水等，多從孩童時代就慢慢累積毒素。

◎ **油脂類**：油類很容易因遇熱變質而致癌，如漢堡、薯條、炸雞、油條、鹹酥雞等油膩食物與油炸物。

◎ **燒烤類**：燒烤食物如烤肉、烤香腸、烤土司等，無論是焦黑處，或是燒烤產生的煙氣，都是危險的致癌的因素。

◎ **豆穀類**：花生、蠶豆、核果等食品，很容易因環境潮濕產生黃麴毒素和黴菌，致癌性極強，很容易引發肝癌。

◎ **醃製品**：如臘肉、火腿、熱狗、香腸類多有添加保色劑、硝酸鹽等，皆為強烈的致癌物質。

◎ **硼砂製品**：添加硼砂過多的涼麵、貢丸、魚丸等製品也不宜常吃。

給我一些花生、蠶豆等等，我就帶到學校分給同學吃，這是童年時的快樂時光。

但是，快樂的事情如果缺乏健康知識，有時會帶來意想不到的副作用。像是長期喝汽水，又常常吃容易發霉的花生、蠶豆酥、蜜餞等，可能無形中已造成了我的癌症體質。所以，在此要奉勸大家：汽水要少喝，而像蠶豆酥、花生、蜜餞等這些零食，如果要吃，就要一次全部吃完整包；因為開封後如果放著，很容易孳生過氧化脂質與黃麴毒素；汽水與蜜餞內還充滿了糖精，是劇烈的致癌物。

還有一段往事，也許和我得癌症也有關係。那是在民國58年，台灣電視首日開播的那一天，全台灣的觀眾看到了第一個畫面：一位小朋友身手矯捷的做體操，那是一位高雄新興國小的體操選手，在全省體操比賽獲得優異成績，被電視台選為首播的畫面。這個小小體操選手就是我。後來常常有人對我說：「你是台灣電視史上第一位小童星」。

雖然我很高興得到這個榮譽，但在榮譽的背後，卻是長期苦練換來的。訓練的過程中，我受過無數大大小小的傷。因為當時年紀還小，不懂事，只要傷口沒有疼痛、流血、發炎，我就放著不管它，沒有做什麼後續處理。從小學一直到大學，我持續參加運動代表隊，長久下來，身體累積了許多大大小小的運動傷害，因為總是沒有即時作恰當的醫護處理，形成了身體長期性的損傷，這可能也是我日後得到癌症的原因之一。

發誓！絕不再犯的生活惡習

除了小時候、年輕時種下的各種「因」，我再細細回想這幾年的生活方式，才驚覺自己在不知不覺之間，也埋下許多癌症的誘發因子。當然，我不會神經質的認為出門吸到汽油煙，或是吃了點外食，就會得到癌症。

憑著醫學專業知識使我確知：如果只是接觸一定程度的汙染或食品添加物，人體的解毒系統是可以處理的。但是已經罹患癌症的病人，自我限制的標準就要比一般人嚴格，如果再過度的吸收致癌物，當然不利於癌症的康復。

也因此，請大家和我一樣，立即戒除以下幾種危險的生活習性：

＊當心！吞雲吐霧快去見神仙——向香菸說NO！

抽菸對健康的不良影響，相信連小朋友都很清楚。但是光靠政策的宣導，只能做到告知風險，「自制力」則需要自己去把持。

我原本不抽菸，但是和朋友聚會時，朋友總不忘遞上菸給我，我的個性隨和，不好意思拒絕，也就跟著抽了。日子久了菸癮漸大，每天大概要抽個三、四包。當我發現自己罹癌之後，終於下定決心立即戒菸，發誓再也不碰！真是有種「早知如此，何必當初」的懊惱！

＊紅唇族真的會變血盆大口——向檳榔說NO！

檳榔原本是離我很遠的東西，但是有一次我去山上原住民部落作義診，那時天氣很冷，當地原住民拿檳榔給我吃，說是可以禦寒。我當時確實冷得發抖，於是就接過來吃了，身體真的不會冷了，從此以後，山上義診，總會吃上幾顆。

朋友間也有人喜好吃檳榔，當他們知道我也吃檳榔，在聚會的時候又會遞上幾顆給我，從此我也漸漸吃上了癮，每天要吃掉好幾包。

原住民朋友告訴我，檳榔在以前是他們族裡主要的祭品，用來作為驅邪、淨化等用途，而且檳榔本身也是一種中藥材。但是在市面上販賣的檳榔，卻加上許多添加物，其中含有幾種強烈的致癌物質，所產生的致癌性十分可怕，例如石灰、荖花和荖藤。

「石灰」：石灰與檳榔素一起作用，易使口腔產生游離基，引起細胞病變。

「荖花」：荖花是一種荖藤花穗，含有黃樟素，是強烈的致癌物。

「荖藤」：荖藤易產生亞硝基化合物，也是致癌物。

嚼檳榔不但容易得到口腔癌，也會引起其他器官的癌變，最直接有關聯的是口腔癌、咽癌、喉癌和食道癌。而且根據統計，88%的口腔癌患者，都有嚼食檳榔的習慣。所以，在我得知罹患癌症起，立刻也把檳榔戒除了。

＊酒精茫茫，人生也海海！——向喝酒說NO！

以前與朋友聚會時，常常都是無酒不歡，我的酒量很好，總是眾人皆醉我獨醒，但在自豪千杯不醉的好酒量時，我卻不曾警覺：我的肝臟負擔比別人大很多。直到罹患癌症之後，才開始正視飲酒對肝臟造成很大的傷害，幾乎不敢再喝酒了。

惟獨在睡前會喝一小杯紅酒，是基於保健和養生的作用。根據研究，每日飲用少量的紅酒有許多益處，尤其對預防心血管疾病十分有幫助，後續我會再做詳細說明。

＊夜貓子容易透支壽命——向熬夜說NO！

過去下班後，常常與朋友出去聚會，所以都很晚才回家睡覺，第二天一早還要上班，長期下來，造成肝臟解毒功能不好，身體累積了過多毒素排不出去，這種情況當然也就容易誘發癌症。

在罹患癌症之後，我幾乎不再與朋友出去吃飯喝酒了，即使工作忙碌，回到家至

造成高風險體質的6大惡習

現代人經常淪落以下幾種生活習慣，長久下來甚至成為一種「癮」，請用警覺心與意志力努力克服，為自己打造低風險的好體質。以下習慣請儘早戒除：

◎ 抽菸社交　◎ 喝酒應酬　◎ 吃檳榔提神　◎ 熬夜晚睡
◎ 沉淪情緒壓力　◎ 過度使用電腦或各種電器

少還能夠及早上床睡覺，將就寢時間調整到晚上十點以前，把握住臟腑排毒與休息的黃金時段，讓自己在晚上十一點到清晨三點之間能夠處於熟睡狀態，這樣能使肝臟獲得充分的淨化。

考取家醫執照，找到活下去的善念力

開完刀之後，雖然身體還未完全復原，但我已開始重拾書本，準備下個月的家庭專科醫師執照考試。這個考試，是我在得知罹患癌症以前就報名的，許多親戚、同事、朋友都勸我：「身體要緊，不要考了，好好休養比較重要。」聽到他們這樣說，我心裡想：「你們一定是認為我反正也活不久了，考上了也沒用。」為了賭一口氣，我堅持要去考試！

開完刀第三天，還在病房時，我就一邊吊著點滴，一邊讀書。一個月之後我去參加考試，不但通過，而且還高分錄取。拿到家庭醫師的執照，我想應該是老天爺讓我多一項服務病人的能力，不讓我這麼年輕就死去！我原本是心臟專科醫師，但是一直覺得：要讓人們獲得更健康的身體，就應該有家庭醫師隨時來為民眾的健康把關，而不是讓沒有醫療專業的芸芸眾生在生病時，還要自己去摸索該掛哪一科？找哪位醫師？以致於造成許多延遲就醫或誤診的情況發生。

所以我攻讀家醫科，就是希望在心臟專科之外，也成為一位專業的家庭醫師，更希望未來能夠推動台灣的家庭醫師制度，使預防醫學的觀念能夠更普及。所以，我衷心盼望著老天爺給我更多的時間，好讓我繼續為人群服務。

自然是最好的醫生，一拐一拐也要千步復健

開完刀在病床上的那段日子，忍受著身體的劇痛，每天打針、吊點滴、吃藥、讀書之外，太太每天還要求我陪她出去散步。起初，這件事讓我相當的惱火。我雖然幸運的不必截肢，但是開刀之後，傷口還未完全復原，走路一拐一拐的，對重視儀表的我來說，總覺得這樣看起來很醜，很丟臉。但太太不死心，一再要求我陪她散步。

我沒好氣的回她：「我跛著走路，妳還要我陪妳去散步！」太太心平氣和的說：「只要能夠讓自己身體好起來，何必在乎別人的眼光？出去散步也是一種復健，對身體康復很有幫助的。」我靜下心想想，也有道理，而且我也不希望天天為了這件事和太太嘔氣，所以就跟著她去散步了。

每天傍晚，只要不下雨，太太便會扶著我在綠蔭樹下，或是河邊小徑慢慢走著，清風徐來，看綠柳搖曳，聞花香撲鼻，再加上太太溫婉說著許多有趣的故事，我的心情也跟著開朗起來了。

骨癌的徵兆有哪些？好發在人體哪些部位？

發生骨癌可能的臨床症狀有以下幾種：

◎ 患處疼痛，關節與肢體有局部腫塊及腫脹。

◎ 患處關節與肢體在活動時，感覺受到限制不靈活。

◎ 患處肢體遠端有時候會有麻木的感覺。

◎ 很容易發生病理性骨折。

◎ 好發於脊椎骨及骨盆骨最常見。

◎ 患處皮膚最後很容易潰爛。

人的身、心、靈在大自然之中，往往會獲得很好的滋養。這是很奇妙的情境療癒，也是自然能量匯入人體的作用。

快樂的經驗，使我從此之後養成了每天和太太一起散步的習慣，我們不只一天走幾千步，後來甚至走到一萬步之遠。

在陪伴我散步時，太太還會說許多有趣的故事給我聽，故事裡藏著鼓勵我的深刻含意，有時我感覺太太就像是《一千零一夜》書中那位很會說故事的聰明王妃，每天都讓我心裡有所期待，充滿樂趣，不再覺得走路復健是件枯燥的事。

當我逐漸了解到太太的苦心後，對她感到滿心歉意。太太是銀行家的女兒，從小備受呵護，沒有吃過苦，卻因為我這場病，讓她常要忍受我的脾氣，還要照顧我的生活起居，我心中十分不忍。因為心念的轉化，我慢慢的不再亂發脾氣了。

歷經一年辛苦復建，我的腳部傷口復原不錯，腳趾頭順利癒合，走路也回復到正常姿態，這可以說都是太太的功勞。此時我深刻了解到太太所說的：「這是上天最好的安排。」我的內心不再怨天尤人，而且也革除了以往許多不良的習慣，更不再去參加深夜的應酬聚會。

由於自己生過一場大病，對於病人，尤其是癌症病友，我總是特別覺得不忍，因此更願意傾聽他們敘述病症，有些病人還成為我的好朋友。也因為這樣，我的病人愈來愈多，太太與朋友鼓勵我出來開業，在工作時間上可以比較自由，經過籌劃，我在台中市正式開業了。

知微見著，及早發現就有轉機

憑著年輕力壯，我很快恢復了體力，也認為我的癌症已經沒事了。工作愈來愈忙，病人不只來自台中本地，還有許多從外地趕來。我因為自己經歷過，知道生病的痛苦，不忍讓病人失望，所以總是從早忙到晚，到下班的時候，常常已經是累得筋疲力竭了。但是藉著工作，無形中挽救了許多病患的健康與生命，使我對這份工作樂此不疲。

我對於醫療診察的判斷，與一般的醫生有些不同。我除了聽取病人訴說病情，更特別注意病徵表面下的微細現象，因此常會提出與其他醫師或病人所認知完全不同的診斷結果，雖然會被質疑，但也因此常為病患找出真正的病因。我後來漸漸覺得，這是老天爺給我的試煉，教我和病人站在同一個角度，真切的同理他們的心情，並運用自己的專業知識來見微知著，從容易被忽略的細微病徵觀察起。

也許是每天規律的練氣功與靜坐的緣故，我看事情的敏銳度增強了許多。靜坐與氣功除了能夠促進血液循環，長期下來，還可以開發許多潛能，例如直覺力、第六感等。我對許多事情有準確的預感，好幾次在為病人做診斷時，都能在醫學的基礎上洞察蹊蹺，看透疾病的徵兆，因而有出人意表的診斷，最後證明診斷結果都是正確的。

藉此我幫助許多病人得以及早發現疾病，治療和復原的情況當然都會比較良好。

感冒看不好，竟是糖尿病！

記得在某一年的冬天，有一位中年男士來到門診中，他是一家建設公司的老闆，感冒很久，一直看不好，身體很不舒服。經由朋友介紹，特地從桃園開車到台中來找我。我一看到他的症狀，就叫他不要回去了，要馬上做抽血檢查。我告訴他：如果他現在開車回去，可能會昏倒在路上。他聽了嚇一跳，本以為只是感冒，沒想到竟會這麼嚴重。

我當時懷疑他是糖尿病，因為他身上有丙酮的味道，那是糖尿病人常有的氣味。經過抽血驗尿的結果，他的血糖值是498ml／dl，已經接近昏迷指數。經過一天的治療，他已覺得舒服多了；再經治療一個月，幾乎已能恢復正常的生活。

從這件病例提醒我們：有時以為是小感冒症狀，不一定就只是感冒，很可能是其他更嚴重的疾病徵兆，自己應該要有警覺。如果一直治不好，更有可能是其他潛在疾病，應該立即就醫診治。

燙傷久未癒，又是糖尿病！

還有一位病患，是一位五十多歲擔任銀行經理的陳先生。他被摩托車的排氣管燙傷，大腿腫了起來，最先是去大醫院治療，但是愈治愈糟糕，過了一星期還沒有痊癒。他的太太經由別人介紹，帶他來找我。他說：「只是一點外傷，為什麼愈治療愈嚴重呢？」我看了他的症狀，腦海中浮現幾個字：「糖尿病！」因為嚴重的糖尿病患者，身上的傷口非常不容易癒合，嚴重的話還要截肢。

我對他說：「有可能是糖尿病引起的。」他聽了馬上破口大罵：「你這是什麼醫生？燙傷說是糖尿病。」還轉頭罵他太太：「妳怎麼帶我來看這種醫師！」我對他說：「你不信的話，去抽血檢查就知道了。」

他雖然生氣，還是聽我的話去做檢查，檢驗結果證實真的是得了糖尿病，所以我安排他立即轉去台北的大醫院做治療。醫院表示：如果再遲一步的話，他的腿就要鋸掉了。

經過治療後，這位先生也痊癒了，從台北回來時，還特地來向我道謝。

八竿子打得著關係——不是骨刺，是腦瘤！

還有一次，朋友介紹一位72歲的王姓老太太來看病，在此之前，她已經看遍許多醫院的骨科，症狀是肩膀無法抬起來，醫院診斷是長骨刺造成的。

我看了她的症狀之後，告訴她：「你這不是骨刺的問題，是腦裡面長瘤。」她一聽，也對我破口大罵：「你這是什麼兩光醫師，各大醫院都說我是長骨刺，你怎麼說我是長腦瘤？」我向她詳細解釋之後，她勉強聽了進去，立刻去醫院做電腦斷層掃描，果然是長了腦瘤。

因為發現得早，及早接受治療，所以恢復情形相當良好。當她從醫院治療回來，一見面就對著我深深一鞠躬：「陳醫師，謝謝你救了我的命！」

我心裡覺得，身為一位醫師，救人是義不容辭的職責，即使有時會遭受病人誤解，但只要對病人有益處，就應該耐心向病人解釋，並以專業為他們選擇最有幫助的醫療方式。

偏頭痛竟是因為心臟病

江女士是一位六十多歲的家庭主婦，長期受偏頭痛所苦，一直看不好，特別來我的診所就診。我看著她的症狀，突然有個直覺：應該不是頭部的問題，比較可能是心臟病引起的。

心臟病會使得血液無法輸送到腦部，進而引起頭痛，這種情形是很危險的。我立即幫她做檢查，結果確實就是心臟病，於是進行緊急搶救治療，才及時救回一命。

江女士對我說：「陳醫師，我的命是你救回來的。頭痛這麼平常的事情，我哪裡會想到是心臟的問題，如果不是陳醫師看出來，大概就沒救了。」我鼓勵她日後要持續保養身體，雖說救人是醫師應盡的職責，但是如果能在健康的時候，就先提醒大家正確的養生保健方法，我想更是醫療工作最大的價值所在。

經血止不住，問題往上找

另一個例子更令人吃驚。有一對夫妻前來找我，夫妻二人都在銀行上班。這位太太姓楊，她的症狀是經血流不止，一年３６５天都會出血，已經持續一年多了，看了許多家醫院的婦產科都看不好，所以經人介紹特別來找我。我看了她的症狀，發現她的子宮、卵巢並沒有什麼問題，因此懷疑她可能是腦部長瘤，馬上安排她做檢查，結果真的在她的腦下視丘發現腫瘤。

腦部下視丘掌管人體內分泌，所以如果一出狀況，就會造成經血止不住。她很快到大醫院接受治療，對症下藥後，不久就痊癒了。

原本只是小毛病，卻可能因為醫生的誤診而開錯藥、治錯方向，不僅會冒著醫療危險，嚴重還可能會丟了性命。所以我建議看病求診要勤著點，至少看兩家醫療院所，確認診斷的結果相合無誤，才能真正享受到現代科學醫療的福祉。

努力沒有白費，安度十年未復發

由於工作愈來愈忙，我幾乎忘記了自己是一位癌症開刀後的病人，不能太過勞累。基於醫學教育的訓練，病人的事情對我而言都是緊急萬分，耽擱不得的。

雖然如此忙碌，我依然安全度過了骨癌開刀後的十年，沒有復發，也沒有轉移，這得歸功於我努力戒除了不良的生活習慣。

因為自己的罹病經驗，無形中我對於癌症的判斷也特別敏銳。在42歲之前，我就已經診斷出四十多位腎臟癌的病人。我總是嚴正的告訴他們：要立即接受醫療！

有幾位病人聽我的話馬上接受開刀，但是也有病人不願面對治療，自此失去聯絡。就我所知，好幾位患者因為立即接受治療，後來都康復了，讓我覺得很欣慰，能夠把病人從死神手中搶救回來，是當醫生最快樂的事情了！

但是我那時心裡也有疑惑：為什麼現在社會上洗腎的人口暴增，腎臟癌的病人也這麼多呢？我想主要原因在於生活中的毒素日益增加所致，像是食品不當添加物過多，空氣和水質汙染，以及自行吃藥引起藥物中毒等，這些都會加重腎臟的負荷，甚至造成病變。

腎臟問題逐漸威脅到許多人的健康，因此我也警惕自己要特別注意腎臟方面的問題。當然，我自己是醫師，不會亂吃藥，而且我比較注重要吃得健康，飲食上會刻意增加新鮮蔬菜、水果的攝取量。但是我卻忽略了一點：不可以太過勞累。

尤其對於一個曾經得過癌症的人來說，維持正常作息，不要有太大的工作壓力是很重要的。我總是忙於工作，又仗著年輕力壯，經常忙到沒有休息的時間，絲毫沒有警覺到：因為過度勞累，癌症已經悄悄的再度發生。

癌細胞二度找上我──不易察覺的腎臟病變

在42歲這一年，距離我第一次被診斷出癌症，整整過了十年。一個夜晚，好不容易工作忙完，坐在沙發上看電視，卻一直感覺腰很痠；我以為是看電視時坐姿不對，於是換個姿勢，並且用手捏一捏，按摩一下，但還是很痠痛。於是我提早上床，心想睡一覺起來應該就沒事了。但是躺在床上，仍一直覺得很不舒服，無法入睡。我仔細搜尋著不舒服的來源，發現是右側腹部覺得悶痛。

本來想忍一忍就算了，太太卻說：「最好去檢查看看。」於是我到樓下診所，自己拿超音波作檢查。這一照可不得了！竟發現右側腎臟有一顆大約1．2公分的腫瘤。霎時，驚恐的感覺又襲上心頭，心想：完了！我是不是又得了癌症？

愣在幽暗的診所裡，想哭卻哭不出來，全身發冷、顫抖，回想起來第一次的骨癌治療痛苦過程。太太遲遲等不到我回房，趕緊下樓來查看，當她知道了情形後，還強裝鎮定的安慰我。我們一夜無眠，隱約覺得右腹部更加疼痛了。

發現世界第二小的腎臟腫瘤

還好每次在震驚之餘，我的醫學專業認知都能讓我維持理性，再度把驚慌的情緒壓下去。同時，有個聲音在耳邊響起：「腎臟癌轉移速度非常快，不要延誤就醫時間，行動要快！」

第二天，我馬上到大里仁愛醫院作電腦斷層檢查，泌尿外科張兆祥主任對我說：「確定是腎臟腫瘤沒錯。」他又說：「其實你非常幸運，這麼早就發現腫瘤，我還沒有看過這麼小的腎臟腫瘤。你的情況算是初期，不要太擔心，但是最好要立刻開刀。」張主任說得沒錯，我確實十分幸運，後來我去查文獻，在全世界檢查出的腎臟癌，我的癌腫瘤體積是第二小的，可以說發現得很早。

腎臟癌通常不會有什麼明顯的症狀，一般發現時都已經很晚期了。只因一點點腰痠，就意外發現罹患了癌症，除了因為自己是醫師較有警覺性，其實還要感謝我太太的謹慎提醒。因為能早期發覺異狀，才使我撿回了一命。

回想自己知道罹患腎臟癌的當時，其實內心並未如此樂觀，從醫院回到家後，想到自己竟然再度得到癌症，不由得心生埋怨，覺得老天爺真是不公平。一面又擔心著：腎臟癌是嚴重的癌症，會治得好嗎？我到底還能活多久？又想到自己一輩子沒有害過人，對於公益也從不落人後，經常作義診，為什麼上天要懲罰我，讓我再次得到癌症？尤其想到上次治療癌症時所受的椎心之痛，我甚至想：不如死了算了！不必一再受癌症的折磨。

在等待開刀的那幾天，我心情落寞，吃不下也睡不著。太太看我如此消沉，一

腎臟癌初期不易察覺，可以從哪些細微的徵兆來判斷？

◎ 突發不明原因的血尿　◎ 腰部有時可摸到硬塊
◎ 腰部酸痛　◎ 在早期甚至無症狀感

再安慰我、鼓勵我，但都沒有用。再度罹癌的沮喪，讓我忍不住想：不如在這次開刀中死掉好了！

是貴人，不是掃把星

有一天，我忽然想到，其實我從小到大身體都很健康，直到上次罹患骨癌之前，都不曾生過什麼大病。從小學一路上來，一直是運動健將，小學是體操隊的佼佼者，中學、大學是籃球校隊。還有，我的家族中包括父母、祖父母、兄弟姐妹、親戚等，大部份的人身體也都很健康，沒有聽說有什麼重大疾病，可見我並沒有容易誘發癌症的遺傳基因，那為什麼我卻會得到二次癌症？

雖然現在想起來很可笑，但是我曾閃過一個念頭，就是：我太太會不會是掃把星？我被她掃到了！

我心中愈想愈不理性，那時剛好太太走過來，看我神色不太對，過來安慰我：「不要擔心，開完刀就沒事了。」我卻生氣的回她：「腎臟癌開刀可不是那麼簡單的，危險性很高，妳知不知道？醫生說危險性很高！」

「啊！很危險？不是說發現得早，腫瘤還很小，怎麼會……？」太太吃驚的問。

「雖然腫瘤發現得早，但是腎臟癌的治癒率很低，平均存活大概也只有五年以下的時間。」本來這件事我是不想讓太太知道，免得她擔心，但此時心情太差，也就顧不得了。

「是啊！只剩五年，要像這樣一再得到癌症，反覆回診治療，擔心復發，不如死了算了！」我歇斯底里的咆哮。

太太聽了不由得哭了起來。要是在往常，我一定會去安慰她，但這時看到她哭，更加覺得心煩，忍不住把心裡的抱怨一股腦地都說出來：「哭什麼哭？還不都是妳這掃把星帶衰！妳想想看，我家族這邊沒聽說過有人生大病，我以前也是運動員，為什麼我會一再得到癌症？一定因為娶了你，我才這麼倒楣！」太太聽了，不發一語，也不辯解，滿臉淚痕的走開了。

第二天下午，太太出門去，剛好這時朋友老林來看我，一進門劈頭就問：「昨天你夫人來找我太太，我看她臉色很不好，是怎麼一回事？」老林是我的好朋友，我們的太太彼此交情也很好，我不想隱瞞，老實對他說：「我想了很久，為什麼我會一再得到癌症？我家族中每個人都很健康，長輩都很長壽。我以前也是運動健將，從小到大一直都很健康，為什麼我會得到兩次癌症？」

老林搖搖頭說：「很多事情是很難講的……」

我說：「我想了很久，懷疑我太太可能是掃把星，我被她掃到了，才會衰事連

罹患癌症的機率和家族遺傳，或是基因DNA有關係嗎？

多數癌症是因為長期飲食不當，或生活習性不良所產生的；但是有些癌症確實與遺傳有關，像是遺傳到有缺陷的腫瘤抑制基因時，比較會有較顯著的基因突變、細胞或息肉增生等症狀。舉例而言：

◎ 遺傳性的BRCA1和BRCA2基因突變，會使得**乳癌**和**卵巢癌**風險升高。

◎ 多發性內分泌系統細胞增生（1型、2a型、2b型）。

◎ 李佛美尼症候群會產生多種腫瘤：**骨肉瘤**、**乳癌**、**軟組織肉瘤**、**腦瘤**。

◎ 透克氏症、嘉得氏症，易發生**腦瘤**、**結腸息肉**。

◎ 遺傳到缺陷的APC基因容易患家族性大腸息肉症，易得到**結腸癌**。

◎ 發生在幼童身上的**視網膜母細胞瘤**，也是屬於遺傳性癌症的一種。

連。」

「喔？」老林一臉訝異：「你真這麼認為？難怪昨天看你太太神色怪怪的。」

「你也認為是這樣吧？」

「我看你是病糊塗了！你太太對你那麼好，那麼愛你，關心你，怎麼會是掃把星！你看有些人得了癌症，太太不久就跟他離婚或是跑了！你太太無怨無悔照顧你，有這樣的太太是你的福氣，千萬不要說她是掃把星，她會非常難過。」被老林這一說，我的腦子頓時才清醒了過來。對啊！我怎麼會這麼想？真的像老林說的，是病糊塗了吧！

「待會兒我去向她道歉，謝謝你點醒我。」

「想通了就好。很多人生病之後，夫妻之間常吵架，這對於身體的康復是很不好的。你是醫生應該很清楚，在對抗病魔時，家人的精神支持是最重要的。希望你們夫妻能夠同心協力，讓你戰勝癌症。」

老林的話如一記醍醐灌頂，讓我了解太太在我對抗癌症的路途上，扮演著多麼重要的角色。我決定調整自己的心態，不再把氣往家人身上出。

感恩家人，自己更有力量

老林走後不久，太太回來了，我剛要對她說話，卻見她臉上似有淚痕，頭低低的就上樓去了。我悄悄跟著上樓，見她進去佛堂，跪在佛像面前，我覺得奇怪，停在門外觀看。

只見太太雙手合十，對著佛像說：「祈求菩薩保佑我們陳醫師癌症能夠治好，我願意折壽，把我的壽命給他，讓他可以繼續行醫，救更多人。」然後太太跪在佛像前一直叩頭。我看了內心十分感動，趕快向前去扶她起來，對她說：「很對不起，其實妳不但不是掃把星，還是我的福星、貴人。不用擔心，我一定會好起來的。」太太看到我不再怨懟，同時能夠坦然面對癌症，願意接受治療，也就放心了。

幾天後，我在太太的鼓勵與陪伴下，再次住進醫院準備接受開刀治療。

這次的腎臟癌手術比上次困難很多，總共開了約七個多小時才完成。幸運的是周邊組織都沒有受到侵犯，因此不必摘除整個腎；僅僅切除了右腎１．２公分的腫瘤，那是至今全世界所發現第二小的腎臟腫瘤，真是非常幸運。手術之後，因為沒有擴散的疑慮，因此也不必做化療及放療。

但麻煩的是，手術之後，傷口卻出血不止，所以我再次住院很長一段時間才出院。出院之後傷口常常劇痛，需要再進行開刀，來回進出醫院進行手術達五次之多，身心的煎熬與痛苦非外人所能體會。

出院之後，我還一直擔心癌細胞是否會復發？有沒有轉移到其他器官？因此自己經常做電腦斷層掃描，以確定身體狀況是否安全無虞。

開啟「癌症整合輔助療法」的大自然寶庫

這次腎臟癌開刀，無論在手術過程或術後康復上，都比上次罹患骨癌的治療困難多了。好不容易病情穩定，我開始深入研究癌症的病因，以及如何使癌症康復更順利的方法，這才打開了「癌症整合輔助醫療」的另一個天地。

長期在醫療體系裡，我對於照顧身體的觀念，都是來自正規醫療知識。過去當身體健康出現問題，我一定採取正規醫療的作法。但是，當我開始接觸癌症整合醫療的資料，我才發現學無止境。

在西醫藥的正規系統之外，還有另一片「中國草本植物」以及「自然療法」的天地，能夠輔助西醫藥療法，獲得更好的效果。以往我跟許多人一樣，對於這些療法都視為「另類療法」、「偏方」，但深入文獻研究，才知道其中有許多寶貴的價值。

開完刀大約一個月後出院，回到家，我開始上網或到圖書館尋找癌症輔助療法的資訊，經過大量的閱讀、研究，我才發現：癌症其實是一種不能單純歸究某一原因的疾病，它是由許多致癌因子累積造成的，如果能夠消除這些致癌因子，只要不是到了末期，其實還是很有機會能康復的。

在研究了中國草本植物與自然療法中有關癌症的資料，我著手整理出和自己身體狀況有關的重點事項，並運用西醫醫學知識加以辨證修訂之後，就親自開始身體力行。大約在一星期之後，身上的傷口變得更痛，身體更不舒服，我了解這是身體毒素大量釋放的關係，也是使用自然療法時不可避免的過程，我增加了營養補充以及運動，好讓毒素能夠更快速的清除乾淨。

又過了一個月之後，身體的疼痛逐漸消失，精神逐漸變好，從此再也不用三更半夜痛到跑醫院掛急診了。原本在手術後，傷口不斷反覆出血的問題，也不再發生了。主治醫師說，這都是因為我的抵抗力增強的關係，因此，我對運用自然植物作為輔助療法充滿了信心！

癌症三度來敲門——科技儀器，救人也會害人

大約在第二次癌症開刀後五年，有一天，一位男士前來就診，說喉嚨沙啞、不舒服，他以為是感冒、喉嚨發炎。我用手在他的喉部作觸診，再觀察他喉嚨與頸部的狀況，發現了異常的徵兆，於是對他說：「你這可能不是感冒或喉嚨痛，而是甲狀腺長了腫瘤，要趕快處理。」這位病人聽我這麼說，一臉錯愕、驚嚇的說：「怎麼可能，我不相信！」

我知道病人在初期聽到診斷出患有腫瘤時，總是不願意相信醫生的話，即使得了腫瘤並不等於得到癌症，大部份人還是很難接受。

醫生也可能變成病人

為了讓病人更清楚的了解病情，我都會盡力找出證據，同時詳細說明，讓病人確實的了解與相信，如此才能幫助他盡早接受治療。

現在，要讓這位病人相信自己真的得了甲狀腺腫瘤，一點也不困難，我對他說：「你摸摸看自己這兩邊是否有兩粒硬塊？」我指著他頸子前方左右兩側甲狀腺的部位，讓他自己摸看看。病人一邊摸著一邊說：「的確有兩粒硬塊，但這不是本來就

會有的嗎？我不相信有這兩粒就是得了甲狀腺腫瘤，這兩粒應該是正常的身體組織吧！」

「我是醫生，你一定要相信我，那兩粒並不是正常的身體組織。一般人是不會有那兩粒的。不然你摸我的脖子看看，一定不會有。」我很堅信的對他說。

自從我罹患癌症之後，就不喜歡在病人面前擺醫師的架子，因為我切身感受過生大病的痛苦，所以不想採用威嚴的方式來對待病人。長期下來，和一些較熟的病人甚至稱兄道弟，無非是希望病人在看病時，不要太緊張，不要諱疾忌醫，如此萬一身體有疾病，就能相信醫生的判斷，也容易早期發現問題，得到比較好的治療效果。

這位病人感受得到我的善意，於是伸手摸我的脖子，他摸了左邊的脖子，又摸我右邊的脖子，最後是用兩手一起摸我脖子的兩側。看他摸得那麼仔細，我不禁問他：「怎麼樣？我的脖子並沒有兩粒硬塊吧？」

「醫生，您是不是弄錯了？你脖子左右兩邊也都有硬塊耶！」他說。

「怎麼可能？」聽他這麼一說，我心中一驚，想到我自己從來也沒有檢查過自己的甲狀腺部位，該不會真的……，我立刻摸摸自己的脖子兩側，果真有兩粒硬塊，我心中暗想：不妙了！

「哈！醫生，你脖子上也有兩粒，可見這是正常的組織，我一定沒事的。」病人以為這下沒事了。

「不對！這有問題，我們兩人都要馬上做進一步的檢查。」我立刻帶著他去醫院，心中也愈來愈擔心，但是旁邊這位仁兄卻顯得一派輕鬆。

「醫生，你太緊張了，我們兩人都有一樣的狀況，可見一定沒事的。我看醫院就不用去了！」他是憑著猜測得到信心，我卻是學過人體解剖學、病理學的醫師，知道這不是正常的現象，不能夠像他那樣有錯誤的信心。於是我幾乎是用「押」著帶他去醫院，還時時要防止他臨時「落跑」。畢竟這是人命關天的事，絲毫馬虎不得，我要對我的病人負責。

到了醫院，很快的兩人都做了檢查，初步認定兩人都有甲狀腺腫瘤，要盡快進行手術。我馬上辦理住院手續，準備接受治療；但這位仁兄卻支吾著不肯辦理住院，只說「我要回家跟家人商量」就先離開了，之後沒有再回來，從此失去了聯絡。

我真替他感到擔心與可惜，因為他算是早期發現腫瘤，如果盡快接受治療，治癒率是很高的。

一般人對癌症總是過度恐懼，當獲知自己有腫瘤時，不少人會採取逃避的態度。其實以今日醫學的進步，只要早期發現癌症，大部份是可以治癒的。如果離開了醫療體系，除非有奇蹟發生，否則可能會為自己帶來極大的風險。

為何得到甲狀腺癌？

經由這個事件，知道自己第三度得到癌症，我的心裡又受到了沉重的打擊。

「我是不是造了什麼孽，竟然會第三度得到癌症？我是不是逃不過癌症的魔咒？」我心中一下子充滿了悲傷與恐懼。之前兩度得到癌症，我前後進出醫院開刀達十餘次之多，受盡折磨，至今餘悸猶存。

還好，為我診治的主治醫師說了一席話，讓我放心不少。「你的甲狀腺腫瘤雖然可能是惡性的，但是因為發現得早，所以治癒的機會很大，不必太擔心。」醫師詳細的為我說明腫瘤形成的可能原因，從很多醫學研究報告來看，甲狀腺癌主要成因可以歸納為以下幾點：

◎身體經常接受放射線治療，累積了過多的輻射線。
◎自己本身有遺傳性腫瘤基因。
◎經常發生甲狀腺發炎的現象。
◎長期住在發電廠附近的人。

當我了解這些危險因素後，我才恍然大悟，原來這次我得到甲狀腺癌發生的原因，就是醫師所說的第一項：累積了過多的輻射線！

過度健檢反而造成後遺症

自從得到第二次癌症之後，因為太過擔心自己的康復情形，又擔心會不會復發、轉移，所以我經常幫自己做許多檢查。除了X光、超音波，還做了許多高階的檢查，像是電腦斷層、正子攝影等等，但卻沒有注意到：高階檢查所產生的輻射量，其實是十分驚人的。

那時醫師及老師們也曾勸我不要做太多檢查，但是我絲毫聽不進去，一心想要確定自己的身體復原狀況是否良好，擔心體內有沒有再長出腫瘤。又因為我本身是醫師，要使用精密儀器比別人容易，因此就不斷反覆地做檢查，以確定自己身體真的是沒事了，萬萬沒想到過度檢查的結果，反而造成了腫瘤，這真是我始料未及的。但是此時後悔已經來不及了，能做的只有面對問題，解決問題。

既然了解自己得到甲狀腺癌的原因，又有了前兩次癌症開刀的經驗，對於第三次癌症開刀，我已不再緊張，同時確信自己一定會康復。因為在之前第二度罹癌後，我便開始採用「整合輔助療法」，讓我的體能、精神即使歷經開刀、大量服用西藥，卻依然保持著非常良好的狀態，所以我有信心：未來只要改掉經常使用儀器檢查身體的習慣，或是能夠找到比較安全、無輻射傷害的身體檢查方法，這次的癌症也一定可以徹底治癒的。

具有輻射傷害的常用健檢儀器

目前醫療院所採用的健康檢查設備，幾乎都具有輻射性，如果過度使用，反而會照出一身病。所以健康檢查要有「限量」的意識，或選擇無輻射、副作用低的器材來取代，以降低自己身體要承受的風險。

◎ X光檢查 ◎ 超音波 ◎ 高層次超音波 ◎ 電腦斷層掃描

◎ PET/CT全身正子斷層造影檢查

在確認罹癌的第三天，我就接受了割除甲狀腺腫瘤的手術。開完刀之後，麻藥退去，傷口異常疼痛，但是現在的我，已經比前兩次癌症開刀更有經驗，知道怎麼讓自己的身體盡快康復。

手術後在病房靜養的期間，從醫生說可以進食開始，我就開始進行我的「整合輔助療法」：主要包括植物複方、青春蔬果汁、嚴選營養保健品等等，全套都是由我自己組成的養生保健資源作為後盾，再配合醫院主治醫師的正規治療，兩相配合下，傷口痊癒十分迅速，體力也在一星期之後，就幾乎恢復了七成。

經過兩次癌症後的使用測試，我更加肯定這套「整合輔助療法」確實對我的康復，發揮了很大的輔助效果。第三次癌症手術之後，大約一個半月，我已恢復正常生活，這對一般癌症病人是不可思議的，而這就是「整合輔助療法」的驚人力量。

從我罹患第一個癌症—骨癌開始算計，距離現在已經超過二十年；第二次罹患癌症—腎臟癌，距離現在已經十五年；第三次得到癌症—甲狀腺癌，距離現在已經十年。到現在為止，這三個癌症都是在原位癌的階段就已經切除，不曾有轉移、復發的情況發生。

現在我的身體比得到癌症以前更健康，精神也更好；對我而言，癌症的威脅已經遠離。這不只是我生命中的奇蹟，從醫療上來看，也是奇蹟。為什麼呢？因為癌腫瘤要根除其實是十分困難的，癌細胞會附著在幹細胞上不斷增生，無論是開刀、化療、放療，大概都只能暫時去除，如果無法徹底消滅癌腫瘤的幹細胞，癌症幾乎是無法完全根治的。但是令人振奮的好消息是：藉著「整合輔助療法」，尤其是具有消滅癌幹細胞功能的「植物複方」，再配合醫院的「正規醫療法」，卻能使我的三個癌症完全根除，從未復發、轉移。因此，我可以確信：這就是癌症康復的關鍵方法！

我非常希望把這套「整合輔助療法」提供給更多的癌症病友，讓更多癌友獲益，因此不斷地到處演講，也提供公益免費諮詢，目的就是希望能幫助更多的癌友康復，並更進一步維持良好的生活品質，不要因為得到癌症，就過著病痛、悲傷、暗無天日的生活。我覺得，這就是上天給我的使命，也是我積極生存下去的動力。

「整合輔助療法」初體驗──汲取自然能量回注生機

在我開始研究中國草本植物、氣功、植物複方等治療法後，過了三個月，我的身體感覺逐漸輕鬆起來，好像回到尚未罹癌時的年輕時光一般。這套輔助康復的方法，可說與歐美目前癌症治療新潮流的「整合輔助療法」（Complementary and Alternative Medicine）不謀而合，我用這套方法重新獲得健康，並且運用在我的病人身上，他們也都獲得了很好的效果。

「癌症整合輔助療法」實行上其實很生活化，即使只是為了養生保健的人，也都可以參考這套作法，按照每日的作息來實踐。

汰換體內穢濁之氣──晨起練氣功

每天清晨我大約六點起床，先做一套「大日如來氣功」，把大自然的好能量攝入體內，同時排除體內的廢氣，使肌肉筋骨活絡，促進血液循環。

接著，我會靜坐大約一小時。靜坐能使心靈沉澱，情緒穩定，對於疾病的康復也很有幫助。

什麼時間最適合練靜坐氣功？

現代人生活非常忙碌，壓力太大，心不穩定，因此更應該利用時間靜坐，將心放下，即所謂「心安，靈就安；靈安，體自安。」靜坐可以調合人體磁場，以順應宇宙大磁場，達到氣血循環順暢，保身固命的效果。養成靜坐的習慣，有4種好處：

◎ 身心健康　◎ 頭腦清明
◎ 開悟生慧　◎ 明心見性

「靜坐」是為了要端正內心，不再去想擾亂內心的事，只要靜心就能夠化開心中的烏雲，重拾內心的光明面。**「氣功」**則是吸取天地宇宙之靈氣，活化肉體代謝，淨化心中穢氣，進而改變體質，培養浩然之正氣，使人的精、氣、神三者合一。尤其在清新的早晨，或是寧靜的月色下，只要是日月精華之時，就是練習氣功的最佳時機。

緩和西醫藥副作用——精選中國草本植物

在開刀之後，我每天要服用很高劑量的抗癌藥，雖然藥物保護我的生命安全，但是強烈的副作用也會使我痛苦不堪，包括：傷口劇痛、身體虛弱、胃痛、食不下嚥等等。這是因為抗癌藥雖然能夠殺死癌細胞，同時也會破壞正常細胞，造成免疫功能低下，使身體產生種種不舒服。這些現象，我發現「整合輔助療法」對於舒緩這些副作用，效果相當好！

每天在做過「大日如來氣功」與「靜坐」之後，我就會喝下「植物複方」，藉由天然的中國草本植物營養精華，提供全身細胞充足的能量，使身體能夠承受我一整天下來，所要服用大量抗癌藥所導致的種種不適與副作用。

在各種抗癌的輔助療法中，我特別重視老祖宗傳下來的中國草本植物，因為經過數千年的傳承，其中一定有其寶貴的經驗值存在。但是在我深入研究後發現：絕大多數的中國草本植物，其抗癌效用缺乏穩定性，更沒有科學的檢驗做為保障，以致於正規醫療院所都不敢推薦和使用，這是很大的遺憾。

傳統煎煮的中國草本植物往往成分不明，種植與製造過程也難以確認有良好的品質監控，如果其中含有過量防腐劑或是重金屬等毒性，對於一個癌症病人來說確實是很危險的。而加強科學驗證這件事，其實是可以做到的，因此我在鑽研中國草本植物的抗癌效果之餘，也同時尋找值得信賴、有嚴格控管生產製造的產品。

在一個偶然的機會，我看到一位在日本很有名的台灣企業家邱永漢先生所寫的書，書中談到他的朋友關根進得到癌症，而後經由種種努力獲得康復的歷程。關根進先生就是服用漢方的「植物複方ＴＨＬ」，獲得調養上極大的幫助。

這款植物複方是經過上千種中國草本植物實驗篩選後，才調配出來的複方，以科學製劑的方式製造，且通過美國食品檢驗局ＦＤＡ檢定，沒有毒性與重金屬的疑慮，而且成份與劑量都很穩定。我當下覺得：「這就是我想要找的東西！」立刻到處詢問，但是當時在台灣沒有辦法取得，後來是四處打聽，才得以託人從香港帶回來。

幾年之後，台灣終於也研發上市了此植物複方產品。台大醫院的青杏研究團隊，以及澳洲、美國、歐洲許多國家的醫學院，都對此植物複方進行過實驗研究，並獲得科學實驗驗證，其中最受人注目的特點是：製劑具有「多靶性」，可以準確瞄準癌細胞，具有誘發癌細胞凋亡的效果。這個特點與當下正夯的西藥「標靶藥物」有異曲同工之妙。

植物複方ＴＨＬ的成分主要為半支蓮、白花蛇舌草、人蔘皂苷等，在文獻記載中，這些植物都具有排毒及抗腫瘤的效果，以複方製劑的方式呈現，更具有效果加乘的作用。以我親身的實證，自從開始飲用植物複方ＴＨＬ之後，感覺精神明顯的好轉，疼痛減輕，噁心、嘔吐、食慾不振等副作用也都消失了。我逐漸脫離纏綿病榻的生活，重新擁有健康和正常的生活品質。我開始深信：只要用對了自然草本能量，確實對西醫藥療法的效果有很大的助益。

色彩越多營養越高——多飲抗癌蔬果汁

每天在吃早餐前，我會先喝一杯蔬果汁來增加維他命Ｃ、消化酵素，以及攝取植化素。從最新的營養學來看，五顏六色的蔬菜、水果裡，具有被營養界熱烈推崇的「植化素」，可以消除人體的自由基，發揮抗氧化、增強免疫力、調節荷爾蒙的功能。每天只要能吃到五顏六色的蔬菜、水果，就能攝取到充分且多元化的植化素，如胡蘿蔔素、茄紅素、兒茶素等。

植化素，就是植物所含的天然化學成分。它與維生素的特性不同，而且在蔬果的皮、根、莖、籽等部位含量最高。

每一種不同顏色的蔬果，都有獨特的植化素種類與功能，像是「花青素」和「阿魏酸」含有抗老化的植化素；「槲皮素」含有高抗氧化力的植化素，遠勝維生素Ｅ、Ｃ；「楊梅素」則含有可以降血糖、趕走膽固醇的植化素；「綠原酸」含有可以幫人體減重的植化素。

一般飲食療法所提倡的蔬果汁，都強調要使用無農藥的有機蔬果，以避免吃進農藥。但是有機蔬果價格昂貴，長期下來所費不貲。所以我並未特別去買有機品，而是換個方式，設法將蔬菜、水果的殘留農藥去掉。

我特別喜歡在黃昏市場採買，而且一定挑當季盛產的蔬果，因為當季盛產的蔬果所含的營養成分最高，人體可以從中獲得最大好處，而且價格上也比較經濟實惠。我常喝的「抗癌五彩蔬果汁」，組合比例是3種蔬菜＋2種水果，或是3種水果＋2種蔬菜。蔬果種類主要有：花椰菜、高麗菜、蕃茄、蘋果與鳳梨等。

切記，花椰菜與高麗菜要連梗一起打汁。以花椰菜梗來說，植化素高達一百四十三種，有類胡蘿蔔素、香豆素、生物類黃酮素、花青素等防癌抗老元素，而且青花椰菜的功效比白花椰菜更好。

高麗菜有幫助傷口癒合的特性，我在癌症開刀後，就是因為常喝高麗菜汁，傷口復原的格外迅速。

「抗癌五彩蔬果汁」配方與製作法

【材料配方範例】

- 蘋果25克（含有花青素、槲皮素、阿魏酸、綠原酸）
- 鳳梨40克（含有阿魏酸、綠原酸、鳳梨酵素）
- 番薯葉40克（含有楊梅素、槲皮素）
- 牛蒡35克（富含綠原酸）
- 加州黑棗梅16克（富含花青素、綠原酸）

【製作步驟】

STEP1. 在前一天晚上將要打汁的蔬菜、水果先做清洗。

STEP2. 清洗之後，加水浸泡在盆子裡，滴1～2滴天然配方的「環保蔬果清潔劑」浸泡一個晚上。

STEP3. 等第二天再洗一洗，就可以把大部份的農藥去掉，然後打成果菜汁飲用。

常保體質弱鹼性──吃出「3鹼1酸」的飲食慣性

喝完抗癌五彩蔬果汁，接著我就會開始享用早餐，多半是三明治加牛奶，或是清粥小菜等簡單的食物，但是我一定遵守「3鹼1酸」的原則，也就是鹼性食物與酸性食物的比例為3：1，這樣能夠使身體一直維持在弱鹼性的健康狀態。

以日常食材來說，鹼性食物多以青菜類為主；酸性食物是魚、肉、蛋和甜食等。如果經常吃太多酸性食物，身體也會慢慢變成酸性。酸性體質是毒素的溫床，身體累積過多毒素，就會容易致癌。

如果完全不吃肉類，也容易造成蛋白質攝取不足的問題。因此，每餐維持3鹼1酸的飲食比例，最能讓身體活力充足，營養均衡，又能保持在良好的弱鹼性狀態。

另外，如果能以植物蛋白，如豆類、豆漿等素食來取代肉類，也有助於減低身體的毒素。這可依照個人的飲食習慣適度調整，以能夠期適應和持之以恆為原則，不必太過勉強進行全素的飲食。

生物科技嚴選認證——3種高營養價值的補充品

除了三餐飲食的鹼性化調整之外，為了額外補充營養，我還特別為自己挑選了幾種高營養價值的補充品，以便因應癌症康復過程中特殊的營養需求。

在選擇產品之前，我蒐集、研究大量的文獻報告，發現世界上有幾種很特殊的植物，其中所含的營養素，對於癌症康復有很大的助益。介紹如下：

＊野生沙棘

沙棘是生長於西伯利亞、西藏高原的珍貴植物，被稱為是「世界上最完美的食物」，含有極高的營養價值，素有「維生素C之王」的美譽。它所含的維生素C含量比奇異果、櫻桃還高。但是，我們一般人無法購買到遠在西伯利亞、西藏高原的野生沙棘，所以，我找到了野生沙棘的萃取物，其成分更為穩定，即使居住在都市，我依然可以每日攝取到足夠的野生沙棘精華。

天然≠有機，有機≠有機認證

在選擇營養保健食品作為抗癌補充品時，要注意製造過程、製劑產品是否安全可信賴，可以判斷的依據如下：

◎ **初步判斷**：「有機認證標章」就像是有機產品的身份證明一樣，一般消費者可據此來選擇產品。

◎ **進階判斷**：要特別說明的是，產品並不是有認證就好，而是要進一步選擇公信力高的認證，對自己才能有多一重的保障。在眾多認證當中，SGS有機認證是我個人比較推崇的。SGS集團是全世界最大的檢驗、測試、鑑定與驗證公證集團，如果產品符合SGS的認證標章，通常品質就不會太差。

＊紅景天

紅景天生長於西藏高原，是一種高含氧的植物，可以補充人體細胞的含氧量。在空氣稀薄的西藏高原上，當地人能夠很自然的適應環境，據說就是因為從小吃紅景天的關係。癌細胞不喜歡氧氣，細胞如果含氧量高，就比較不容易轉變成癌細胞。

但是，紅景天與野生沙棘一樣難以取得，要購買到遠在西藏高原的紅景天並不容易，雖然中國草本植物店鋪販售賣紅景天，但其品質難以確定是否安全，是否含有重金屬？因此，我費心的找到信譽可靠的紅景天萃取物，才敢安心的服用。

這種萃取製劑可以讓我們方便的攝取到足夠含量、不含重金屬和不當添加物，每日持續吸收紅景天的營養精華，不用擔心對身體產生副作用。

＊抗氧化劑SOD

在飯後，我會補充抗氧化劑SOD。天然的SOD存在於許多綠色蔬菜之中，包含小麥草、大麥草、綠花椰菜、甘藍菜等等都有豐富含量。ＳＯＤ可以消除身體中的自由基，補充細胞的能量，減低細胞的損壞率。

癌症患者需要更充足的ＳＯＤ來修補細胞，減少細胞的損傷。平常除了從天然食物攝取之外，如果能夠補充ＳＯＤ的營養保健品，更可以獲得充足的攝取量。因此，我也從眾多氧化劑ＳＯＤ的營養保健品中，選擇品質較為可靠的製劑來每日補充攝取。

長期持續性地攝取野生沙棘、紅景天、抗氧化劑ＳＯＤ這幾種珍貴的營養植物，讓我覺得精神愈來愈好，最神奇的是，到了五十多歲，頭髮都還是烏黑發亮，完全沒有白頭髮。可見得自然界中珍貴的營養素，對於人體的健康，具有不可取代的地位。

要讓人體遠離疾病，或是恢復健康，不能只依靠西醫藥療法。多多攝取天然的營養，加上補充優質的萃取物，才能真正強化體質，讓身體有充分力量，自發性的擊退病痛。

正規治療不可放棄——西醫藥療法＋整合輔助療法

每天，我都必須乖乖地吞下從醫院帶回來的大大小小藥品，大約一次要吃十多顆。醫師所開的藥，就如同我的救命丸，不能不吃。但是在還未進行飲食酸鹼比例調整、吃植物複方ＴＨＬ和營養補充品之前，吃完這些西藥之後，總覺得身體相當虛弱，並且有噁心、嘔吐，沒食慾等現象。有些癌友還會出現身體劇烈疼痛、睡不著

「抗癌輔助康復療法」的重要關鍵

抗癌輔助康復療法，可以說是由多元化的自然能量所匯集而成，具體的實踐可從以下7個大方向來進行：

◎ **練習氣功**　◎ **靜坐寧心**
◎ **抗癌五彩蔬果汁**　◎ **奉行「3鹼1酸」的飲食比例**
◎ **服用「植物複方THL」**
◎ **嚴選營養保健品**（如：野生沙棘、紅景天、抗氧化劑SOD等）
◎ **怡情養性心靈療法**（如：欣賞藝術、學習樂器、飼養寵物等等）

覺、掉頭髮等痛苦不適。這都是因為：**抗癌藥雖然可以殺死癌細胞，但是也會傷害到正常細胞，造成免疫力的下降。**

許多癌症病人因為受不了癌症治療（包含吃藥、打針、化療、放療等）的副作用，虛弱得難以繼續承受，因而放棄了正規治療。一旦放棄治療，病況很快就會急速惡化，生機渺茫。

我十分相信今日的醫學科技，無論是開刀、化放療、藥物等，對於癌細胞的殲滅、阻絕，具有強大的功能。要能夠打贏癌症，最重要的是必須具有足夠的體力，才能繼續接受治療。

在我開始使用「植物複方THL」與「3鹼1酸飲食法」、「抗癌五色蔬果汁法」及「營養加強保健品」之後，我發現：以往服用西藥所產生的副作用逐漸消失了。我不但能夠持續接受西方醫藥治療，而且還縮短了治療的時間。經過一個月後回診，醫生也很訝異我的復原狀況如此良好，主動幫我減藥；再經過幾個月，就幾乎停藥不必再吃了，只需每三個月回診即可。

經過這樣調理之後，我覺得身體已經恢復健康，而且精神、體力比以前更好。身體一方面接受西醫藥正規醫療消滅病灶，同時也能運用輔助療法，更有效的保護正常細胞，增強抵抗力。對於正在進行正規醫療的癌症患者來說，這種雙管齊下的做法，可說是最周全的。

我以前一直鑽研於「疾病」的醫治，卻忽略了「健康」的維持。其實，在運用西方醫療消除疾病之外，更需要積極去研究：如何在平時就能獲得健康。而這些方法早已存在於祖先代代相傳的中國草本植物、食療等文化之中，只是大部份的現代人逐漸淡忘了。

除非患者本身體質原本就非常好，體能狀態極佳，例如正當年輕力壯的人，才容易承受手術、化療、放療、藥物等引起的副作用，否則一般人很容易在治療過程中引發疼痛、衰弱、免疫力降低、消化等問題，過著忍受病痛折磨的痛苦生活，甚至因為身體機能過分衰竭，無法繼續接受正規醫療；甚至因為抵抗力變得太差，造成其他感染而死亡。

所以，請務必以西醫藥正規醫療為主，「整合輔助康復療法」為輔，雙向幫助自己抗癌成功！

轉移注意力，一種絕佳的情境療癒方式

在早上服用西藥之後，我通常就會開始一天的看診工作。我的診所一直是很忙碌的，大部份的患者臉上都堆滿憂愁，我的心也跟著緊張起來。這種工作環境對我的健

康來說，長期下來後果是很不利的，因此我變得很有自覺，開始設法化解看診工作時的緊張情緒，我想，這樣對病人也有幫助。

＊怡情養性，身心靈一起減壓

傳統的醫療院所，總給人刻板慘白的印象。為了讓病人就診時能心情放鬆，我特地請設計師幫我將診所做一番改造。

我在行醫之餘，最愛賞玩藝品和樂器。我認為投資藝術品是最值得、最珍貴的一件事，怡情悅性之外，還有增值的空間。現在為了診所氣氛的營造，這些收藏品正好可以派上用場。

經過設計師巧思安排後，現在診所一進門就是一座玻璃雕花屏風，走道兩旁擺滿了各種水晶洞、水晶雕刻、水晶球等，牆上掛著畫作，宛如一個小小藝廊。整個空間觸目所及，全是畫作、水晶和雕塑藝品，展現出與一般醫療院所不一樣的風情。

這裡不再只是照護患者病痛的地方，更是有著濃濃藝文氣息的優雅空間。來看診的患者反應都很好，在等待看診的時間，能夠一邊欣賞畫作，看看藝術品，無形之中紓解了緊張不安的情緒！

診療間裡擺放著五、六尊我最喜歡的達摩雕像。我最喜愛的歷史人物就是達摩祖師，祂具有正氣，能驅邪避凶，最適合守護醫院、守護患者。我希望自己能學習達摩的智慧與佛心，幫助生病的人們離苦得樂。當我在看診時，有著達摩雕像惕厲，可以常常提醒自己要秉持智慧與慈悲，為病人耐心、細心的治病。

自從診所進行「藝文風」的佈置，很神奇地，我看病的心情也放鬆了不少。來看診的病人也有很多人表示，在這裡感覺很舒服、放鬆，不會像以前那麼害怕看病。我想這或許就是「藝術治療」所發揮的效果吧！

根據風行歐美的「藝術療癒」原理，具有美感的事物，可以讓人情緒放鬆，使壓力獲得紓解，細胞也能藉此獲得療癒。因此，對於藝術之美的享受，也是我在癌症康復過程中一項重要的療癒力量。

＊薩克斯風與我的寶貝「妹妹」

在看診的休息空檔，我會拿起薩克斯風吹奏，這時，「妹妹」（我的瑪爾濟斯寵物小狗）就會在一旁跟著打拍子。

我之所以會吹薩克斯風，完全是因為太太的緣故。在我第一次開刀之後，太太為了轉移我對病痛的注意力，鼓勵我學習薩克斯風。她怕我半途而廢，又特別花了二十萬元，去買了一支昂貴的薩克斯風給我。她知道我生性節儉，買了這麼昂貴的薩克斯風放著不吹，一定很心疼。果然，我捨不得讓這麼貴的樂器棄置不用，於是每天都會拿起來吹。因為以前就學過，有基礎，慢慢地過了幾個月，已能無師自通地演奏很多完整的曲子了。

在吹薩克斯風的時候，因為需要用力、專注，同時也陶醉在優美的旋律中，果然轉移了我對身體病痛的注意力，感覺似乎不那麼疼痛了。薩克斯風吹久了，我的肺活量也跟著增強了，對於肺部健康也相當有幫助。

學習吹薩克斯風，還有一段有趣的插曲。記得剛開完刀，從醫院出院回家休養，每天就在家裡的二樓練習。每次練習時，就把我家的寵物「妹妹」放在身邊陪伴我。過了一陣子發現，每次我一吹起薩克斯風，「妹妹」就會伸直著脖子嗚嗚叫，當時牠才四個多月大。

家人本來不知道牠在做什麼，總覺得這隻小狗很奇怪，怎麼每天定時就會「直著脖子嗚嗚叫」，後來才發現：原來當音樂響起，「妹妹」才會跟著嗚嗚叫；當音樂停止，「妹妹」就休息。妹妹可不是「隨便亂叫」的，平常牠如果是單純的「叫」，就是「汪汪叫」，唯獨隨著音樂演奏唱歌時，脖子才會拉長，發出的聲音則是「嗚～嗚～嗚～」，很容易分辨。

診所裡的一些老病人喜歡聽我吹薩克斯風，更對「妹妹」會打拍子嘖嘖稱奇，常有病人看我正好有空檔，就要求我吹薩克斯風，「妹妹」也都會很盡責的過來打拍子伴奏。後來，「妹妹」更加聲名遠播，不少病人一來診所，就說要找會打拍子的小狗，指名要「先聽妹妹唱歌，再看病」，牠可真成了狗明星。

「妹妹」每天都會隨著我吹奏薩克斯風而嗚嗚叫，還會抬起兩隻前腳打躬作揖，模樣實在可愛。不少病人到診所來，聽到「妹妹」唱歌都流露出笑容，我也很高興。

不過，我開始擔心牠的喉嚨會受損，因此限定牠一天只能向病人「獻唱」二首歌，晚來聽不到的病人其實也不會生氣，能摸摸「妹妹」，看到牠可愛的模樣，他們也就很開心了。

像這樣「我吹薩克斯風，妹妹伴奏」的情景，成為診所的另類風格。這段插曲讓我的心情放鬆不少，病人緊繃的情緒也獲得調劑，未嘗不是件好事！事實上，這也是一種舒壓的心理療法，對我和病人的病情，無形中都發揮了輔助康復的功效。

讓細胞一直處於高能量狀態

中午看診休息的時間較長，我會稍作午睡，然後和太太到附近的公園散步，做一些柔軟運動。

晚上到診所看病的人非常多，也是我最累的時候，但是因為在三餐飯前，我都會先飲用植物複方ＴＨＬ，飯後則補充營養保健品，包括：紅景天、野生沙棘、抗氧化劑ＳＯＤ等，如此便可以攝取到充足的營養，以及使細胞一直維持在高含氧、高能量的狀態。所以，精神和體力可以維持到晚上九點下班，也不會感覺疲倦。

紅酒讓我一夜好眠

我已戒除和朋友喝酒聚會的習慣，但是保持了一個小小的品酒嗜好，那就是到

為了保健養生而喝紅酒，需要注意哪些事項？糖尿病可以喝嗎？

◎ **紅酒產地**：全球各地的紅酒都有其獨特性，不限於哪一個國家，只要適合自己的身體狀況與口感即可。

◎ **適當的酒精%**：一般大約13%左右。

◎ **控制紅酒溫度**：傳統上紅酒的最佳溫度是清涼室溫18-21℃之間，而一瓶經過冰鎮的紅酒，又會比清涼室溫下的紅酒更香醇。

◎ **醒酒**：一瓶塵封多年的美酒，剛打開時會出現異味，把這睡著的酒先倒入醒酒器，稍待30分鐘，濃郁的香味就會慢慢流洩出來。

◎ **觀酒**：在光線充足之下，層次分明者多是新酒；均勻者是有些歲數了；呈棕色那可能就是一瓶陳年佳釀。

◎ **維持最佳口感**：正確的喝法是用手指捏住高腳杯的柱子，而不是用手拖著杯子，否則容易造成口感不好。

◎ **特殊體質和病況不宜飲用**：有肝病的患者不適合飲酒，即使是紅酒也別嘗試。

了晚上睡覺前，我會喝大約50c.c.的義大利紅酒，讓血液循環更好，同時也可以補充到天然鐵質，以及天然的抗氧化劑。

喝過紅酒之後，我可以有一夜好眠。這種為了養生保健而品酒，和之前聚會拼酒傷害肝臟，意義上和對身體的作用都是完全不同的。真正喜愛酒香的人士，不妨從減少飲量和認識紅酒重新開始吧！

從事公益，施比受更有福

我對於自己能夠從罹患三個癌症之中康復，心裡常常充滿感恩。我感謝太太、親朋好友、治療並照護我的醫師、護士，更感謝上天讓我重生。回想當時我躺在病榻之際，心裡一再祈求上天讓我康復，如果有機會再讓我健康的生活著，我一定要為社會盡更多心力，去服務其他受到苦難的人。唯有受過苦難的人，才能體會生命在受到磨難時的痛苦。這個心願，後來因為我投入公益活動而得以實現。

在我大病初癒，剛回到診所看診不久，遇到一位付不出醫藥費，又情況緊急的病人，經過進一步了解，才知道他是流落街頭的街友。看他痛苦的神情，我不由得想起以前自己在醫院接受癌症治療的痛苦，因此毫不猶豫就為他免費看診。之後又陸續來了好幾位街友，我也都為他們免費看診。

我發現他們在看診完要回去時，身體經常十分虛弱。他們虛弱的原因，並不一定全是生病造成的，而常是因為他們已經好幾餐沒有進食。因此，我就先請他們到附近的自助餐店吃飽了，再讓他們回家。附近的兩家自助餐店老闆知道了這件事，熱心的加入幫助街友的行列，與我簽定「看病送餐」的合約，只要街友上門，就可以先到這兩家自助餐吃飽了，再來我的診所請款。從此以後，前來看診的街友就逐漸增多了。

有一次朋友告訴我，有許多街友病倒街頭，其中許多人沒有健保卡，無力就醫。這讓我想到我所幫助的人只是少數，還有更多需要幫助的生病街友依然流離失所，於是，我請台中市政府社會局協助轉介街友過來，凡是街友及弱勢族群，只要憑社工開具的證明，無論慢性病或一般病痛，我都為他們免費診治。從此以後，街友及弱勢族群前來看診的病人愈來愈多，每月大概有一百多人。

由於為街友看診多了，無形中我也對街友的訊息更加關心。到了年歲末時分，許多街友無法和一般人一樣享受年夜團圓飯，因此特別選在餐廳舉辦歲末街友餐

你一定做得到！各式輔助療法挑選原則

醫學研究和生物科技日益發達，各式抗癌輔助療法種類繁多，常讓需要的患者難以選擇。建議可以從以下4個原則來篩選，實踐起來會更輕鬆、更能持續：

◎ 自己就可以去做的事情，立刻做！

例如：戒除不良習性，透過音樂和藝術欣賞紓壓療法、練習靜坐、氣功等。

◎ 評估時間與體力可行，再去做！

例如：選擇符合自己身體情況的鍛鍊方式，或權衡工作時間調整散步或運動的時段。

◎ 經過科學實證檢驗通過，才能做！

例如：選擇有安全認證的運動健身器、氣功機、營養保健食品等。

◎ 安全又不用花大錢的，盡量做！

例如：以天然清潔劑來清洗蔬果，取代價格較貴的有機食品；攝取多樣化的蔬果營養，取代價格昂貴的稀有保健品等。

會，席開十幾桌。看著街友們開心的用餐，我心裡覺得十分快樂。當天晚上活動結束之後，雖然十分疲累，但是心情卻充滿了溫馨和滿足。

從此以後，我每年都辦歲末街友餐會，這項活動成為我年度工作中最快樂的事情之一。因為從這裡，我充分體會到「施比受更有福」這句話，真是一點也沒有錯。

從心理學上分析，付出愛心去關懷弱勢者，或是將自己的財物與人共享，都可以讓人在心理上產生幸福感，這種幸福感會使人的心理更為正向，並且可以增強身體的免疫力，促進心血管的健康。因此，多年來從事公益活動，或多或少也成為我維持健康的一大助力。

以上就是我為自己所規劃設計的癌症康復新生活。在這麼豐富多元的調養方法之下，我擁有足夠的體能，可以持續接受完整徹底的醫院正規治療，身體上也不會有副作用所產生的痛苦和不適。我甚至覺得，這樣的生活，好像是「平價的生活，貴族式的享受」，讓我同時獲得了身體的健康與心靈的平靜，事業還比以前更順利，家庭生活也比以前更美滿。

我時常想：「塞翁失馬，焉知非福。」如果沒有得到癌症，我還不會有這麼多的收穫呢！

抗癌經驗關鍵筆記

大部份癌症患者，並非死於癌症

運用「癌症整合輔助療法」的新生活，把我從恐懼癌症、自怨自艾的痛苦深淵之中拯救出來。

有了這些有效的輔助方法，我認為癌症其實並不可怕。因為原本的正規醫療體系，已經發展出很好的治療模式，只是目前醫學對治療中產生的副作用，還未完全克服，因此許多人在療程還未完成的時候，就因為受不了副作用的痛苦，而中斷了治療。更需要澄清的是：**大部份癌症患者並非死於癌症，而是因為治療中造成免疫功能低下，遭受其他感染而死亡。**

所以說，癌症並不如大家所以為的那麼致命。**只要能夠善用癌症「整合輔助療法」與「正統醫療」配合使用，相輔相成，我相信以現代的醫學技術，絕大部份的癌症都可以獲得良好的控制，不但不會危及生命安全，還能擁有良好的生活品質，像是免於劇烈的疼痛，擁有良好的睡眠、食慾、平靜的心靈等等。**

為了讓大家能更了解，並且很實際的去運用「癌症整合輔助療法」，我將在後續章節詳細說明。

part 2

形成癌症病源的科學解析

癌症的治療可說是一門複雜的人因醫學工程。

每一種癌症絕非起於單一因素；

每個罹癌者狀況也不相同；

也因為如此，每個人、每種況狀，都有不同的最佳醫療方式。

積極與主治醫師溝通，

多加了解各種療法的優勢與副作用，

也是抗癌能夠更準確、更順利的關鍵一環。

＊＊＊

在乍聽自己罹患重大疾病時，無論你是醫師還是一般人，都會經過「無法理解」、「否認自己罹病」等負面想法充斥的過程。不過，我在歷經三次罹癌後，漸漸地已轉向正面思考，希望能夠幫自己找到這其中合乎邏輯的因果關係。

我從最有可能出問題的生活作息和飲食習慣開始反省，認真而誠實的回想過去，再藉由醫學專業知識的判斷，歸納出自己在生活上需要調整與矯正的目標，並且逐漸整合出一套適合自己的抗癌輔助療法，使西醫藥療法在的我身上，能發揮更好的治療與康復效果。

我所自創的這套整合輔助療法，可以彈性增減、靈活運用，不是只有單一種模式可以選擇。然而，再好的醫療法，必須用得正確、精準，才能發揮預期的良效。也因此，尋求專科醫師診察，**徹底了解自己的病況，是決定醫療方法之前，一定要先確實做好的重要準備工作。**

＊＊＊

癌症絕非起於單一因素

一定是自己先播了種

每一種癌症，都不是莫名奇妙發生的，而是罹癌者自己製造了致癌的因素。以我為例，第一、二次得癌症，是過往生活習慣不良造成的；第三次得癌症，則是因為我做了太多電腦斷層掃描來檢查身體，累積過多輻射量所造成的。

當致癌因子不斷累積，經過長久的催化期，便會使某些細胞變成了「癌前時期」；若此時還未改掉致癌的不良習性或環境，再經過數年的「進行期」，就會演變成癌細胞，而後正式地變成腫瘤。

根據研究，人體的細胞數量約有60兆至３００兆之多。每一個細胞都是獨立的生命體，細胞之間又共同組成身體各部位的機能運作，宛如一首交響樂曲和諧的進行。如果每一個細胞都正常運作，彼此間又能協調的分工合作，身體就能夠處於健康狀態。

人體大約１８０天會完成一次全部細胞的更新。正常細胞的生長與分裂，都被體內的基因嚴格控制著，每一個細胞在誕生之後就開始分裂，每分裂一次，細胞的端頭就會減少一截，大約分裂50至60次以後，細胞就會啟動凋亡機制，而後死亡。當細胞自殺死亡，同時也會啟動新細胞的誕生，形成人體的新陳代謝。如果能確保身體新陳代謝正常化，就能維護體內細胞秩序的和諧運行，這也是預防癌症最基本的關鍵。

人體中微妙的自癒平衡力

細胞從生長到死亡，一路都受到精密的基因控制，即使有一些細胞受損、異常或突變的現象，也有機制可以很快地修復，或者誘發這些突變細胞提早自殺，再不然，也會被免疫系統識別出來而加以消滅。

人體如此巧妙的自我修復機制，來自於以下三種基因：

＊不可激怒的「原癌基因」

每個人體內都有「原癌基因」，但這並不表示每個人體內都有癌細胞。原癌基因，這個名字或許聽起來不令人喜歡，但它負責一項很重要的工作，就是主管著細胞的分裂與增殖，促使人體能夠成長。

原癌基因與其它種類的基因，彼此之間維持著互相制衡的和諧作用，但是當出現致癌因素的作用與干擾，原癌基因的力量就會受到刺激而壯大，甚至變得不受控制的不斷增殖細胞，產生人體的腫瘤與癌變。

而所謂的致癌因素，往往來自我們生活中的飲食與習性，經過長年累月的錯誤所累積形成的。所以，如果不想讓原癌細胞發生故障，就要確保自己的生活習慣和飲食

細胞癌化的演變過程

◎ **奠因階段**：人體累積致癌因素且經過長時間的催化，細胞開始異化，進入「癌前時期」的狀態。

◎ **催化階段**：如果致癌因素沒有被終止或大幅度改善，細胞變質的程度也會更加擴大加重，這個過程即是「癌化進行期」。

◎ **顯現階段**：癌細胞形成腫瘤至一定程度，具有較明顯的外顯徵兆出現，此時腫瘤對身體的侵犯情況多已嚴重化。

品質健康化，儘可能減少致癌因素的刺激。

＊應變指揮官「抑癌基因」

為了管束原癌基因，避免其受到致癌因素刺激而功能異化，人體還有另一種秘密武器，稱為「抑癌基因」。

抑癌基因主要負責控制原癌基因的運作，一但細胞分裂、成長到一定程度時，抑癌基因會中斷原癌基因的功能，直接發號施令讓細胞停止分裂與生長；對於細胞的品質管理方面，抑癌基因也會迫使受損較為嚴重的細胞提早凋亡，以新的細胞來取代，形成人體的新陳代謝。

如果生活中的致癌因素長期累積，不加節制，人體內的原癌基因就會逐漸壯大，突破抑癌基因的管束，身體的細胞也將會不受控制的增生與突變，產生各種疾病、腫瘤癌症等嚴重後果。

＊護理工程師「DNA修復基因」

DNA基因是在細胞核染色體內的遺傳基因，又稱為「去氧核醣核酸」，它是決定及傳遞遺傳特徵的物質。

萬一人體DNA基因發生錯誤時，可以經由DNA修復基因校正過來，以避免身體機能出問題。

細胞在原癌基因、抑癌基因與ＤＮＡ修復基因三種基因的控制下，一般來說不容易有受損、異常或突變的狀況存在。但是如果這三種基因發生異常，造成突變的細胞不斷增生、繁殖，就會形成致癌的風險。

在一般情形下，被激活異化的原癌基因，會被身體的抑癌基因給自動消滅，但是，如果生活中致癌因子一直未能去除，持續的影響人體，再經過好幾年的「進行期」，就會演變成癌細胞。一旦變成癌細胞，這種細胞會不斷分裂，而且不會自我凋亡和自殺，而是要到很長一段時間之後才會死亡。在癌細胞持續分裂、不受控制的過程中，也就決定了癌症發展的症況。

其實，正常的細胞要變成癌細胞，需要經過很長一段時間，有時長達十多年才會形成；即使轉變成癌細胞，剛開始增生的速度也很慢，通常要等到很多年之後才會形成腫瘤，或是出現明顯的癌化症狀，這時，通常體內已經累積大約有10億個以上的癌細胞了。

因為癌化的過程緩慢，如果能有良好的健康管理習慣，每年或定期做健康檢查與癌症篩檢，癌細胞通常很容易在初步發展的過程中就被檢測出來。以現代醫學的技術，如果能及早發現癌細胞，其實治癒率是極高的。

所以，定期做身體檢查，對於癌症的預防與黃金治療期的掌握，可以說是最重要的健康管理關鍵。

人體巧妙的自動修復功能

◎ **受損修復**：當細胞受到損傷時，身體會自動進行修復工作，也就是所謂的自癒能力。

◎ **凋亡自毀**：突變的細胞，會在特殊機制（如抑癌基因）的作用下，提前凋亡和自殺，避免對人體機能造成更大的損傷。

◎ **免疫清除**：人體在健康的情況下，免疫系統會主動消滅突變的細胞，或是由外部環境入侵的細菌、病毒，以維護人體的健康狀態

棘手的癌幹細胞已有剋星

癌腫瘤成形時，腫瘤裡面有龐大數量的癌細胞，其中有一小部份癌細胞生長在幹細胞中，形成「癌幹細胞」。

癌幹細胞具有幹細胞的特質，幾乎是永生不死，並且會進行自我複製，不斷製造出新的癌細胞。癌幹細胞極難消滅，目前一般的開刀、藥物、化放療等都無法消滅癌幹細胞，也無法阻止癌幹細胞生出新的癌細胞。這就是為什麼癌症在治療之後，還容易復發的原因。

因此，目前最新的癌症療法的目標，正是針對如何消滅癌幹細胞，以幫助患者徹底消滅癌症，不再復發、不再轉移。近幾年醫界在消滅癌幹細胞的研究上，已經有了很大的突破，各種實驗論據不斷出現，不但在正規醫療已發展出若干消滅癌幹細胞的方法，植物複方ＴＨＬ對癌幹細胞的消滅，也在科學上獲得極佳的驗證，造福許多癌症病患。

我就是藉由攝取植物複方ＴＨＬ，徹底消滅身體裡的癌幹細胞，所以能夠在得到三個癌症之後，還能夠維持超過二十年不復發、不轉移，成功的戰勝癌症！

掌握醫院正規醫療的康復效力

從抗癌二十餘年，戰勝三個癌症，開過十多次刀的血淚經驗中，我依據醫學專業知識，歸納出整合性、綜合型的身心靈療法，願貢獻給所有與癌症搏鬥的勇士，希望對大家能有所幫助。

認清正確的醫療方式

癌症康復最重要的關鍵，當然還是在於接受適當的正規醫療。但是要如何選擇適當的癌症醫療機構、判斷醫師的醫療方針是否正確呢？這對於台灣癌症患者來說，通常都是一項有難度的事情。

歐美國家普遍實施家庭醫師制度，在發現罹患癌症時，不是由患者直接去癌症醫院做治療，而是先由家庭醫師診斷、判別，再幫病人轉診到適合的癌症醫院，由醫療團隊接手後續的完整療法。如此一來，才能使患者獲得最適當的治療，減少患者自我摸索和誤診的風險。

同時，為了避免治療疏失，醫院每一階段的治療結果，都會回傳給家庭醫師，由家庭醫師作再次的確認，以避免專科醫師單方面的判斷出錯，造成錯誤的醫療。

我自己因為是醫師，所以能夠以醫療專業知識，判斷為我診治的醫師治療方法是否正確，對我是否適合，並有能力有效的與醫師做溝通。但是，台灣的家庭醫師制度未能普及，民眾如果生病，必須自己判斷如何就醫，如何找尋適合的醫療資源，一般人不具有醫療專業背景，要自己尋找合適的醫療機構與醫療資源，並確認醫師對他所做的醫療判斷、處方是否適當，其實是相當困難的事。

依據目前台灣醫療的現實情況，我在此提出幾項必須注意的重點，希望做為癌友就醫的正確觀念與參考依據：

＊爭取時間，立即就醫

萬一得到癌症，最重要的是要爭取時間，盡快選一所值得信賴的醫院，與醫療團隊充分配合，立即接受治療。

除非個人有極強的自信心，堅持採取另類療法，而且不在意結果的成敗，否則強烈建議千萬不要做正規醫療上的逃兵，那將會讓自己陷於極大的風險之中。現今的醫療體系，其實已經有一套十分成熟、明確的醫療模式，成功效果也在臨床驗證中獲得充分的證明。

根據研究，有些癌症患者不幸治療失敗，多半是因為在進行治療的過程中，會帶來身體不適、免疫力降低等副作用，以致體力不支，無法完成治療。也有一些人是因為在治療過程中免疫力降低，遭到細菌感染而死亡。真正死於癌症的病例並不多。

由此可見，正規醫療對於癌症，確實能發揮一定程度的效力；至於造成免疫力低下、身體不適等副作用，目前已經可以採用「整合輔助療法」來降低或避免發生，康復的成功率更加提高了！

＊選擇專業的癌症醫療中心

一旦在家庭醫師或基層診所被診斷出可能罹患癌症，就要迅速前往癌症專科醫院再做確診。

針對腫瘤或癌症，「癌症專科」有較專業可信賴的醫療團隊，以及精密的檢查和治療設備，可以為病人做立即的診治。最好還能選擇具有跨科別的癌症中心，這樣在儀器設備的種類，以及治療方法上都會比較充份，減少必須轉診或跑兩家醫院做治療的不便。

有鑑於國人癌症罹患率及死亡率不斷攀升，政府於民國92年訂定「癌症防治法」，其中第十五條第二項「癌症診療品質保證措施準則」規定：「癌症防治醫療機構，應於內部成立癌症醫療品質小組，以確保癌症篩檢及診斷治療之品質。」因此，許多大醫院成立了癌症中心，以及整合多元化專科的癌症醫療人才，提供患者團隊式的整合診療與照護，加強和保障民眾的醫療品質。

現在台灣各大型教學醫院、各縣市教學醫院、大型醫療院所，都設有癌症中心和癌症團隊，由跨科別的專業醫師組成，更完善的協助癌症患者就醫診治。民眾如要尋

台灣癌症專門醫院搜尋網站

要瞭解台灣有哪些癌症中心和專門醫院，可以在國民健康署的網站上查到。

網址：https://www.hpa.gov.tw/Pages/List.aspx?nodeid=47

衛生福利部國民健康署 ➡ 健康主題專區—預防保健—癌症防治 ➡ 相關核可醫院名單、癌症篩檢訊息、各種癌症防治方法等等。

找癌症醫療資源，建議前往這些醫院比較妥當。

＊務必徵詢診療第二意見

癌症病人在接受醫療時，建議不要僅憑一個醫師的意見就做決定，最好能夠徵詢第二個，甚至第三個醫療專業團隊的診斷和看法，相互作為參照。

對於癌症這樣錯綜複雜的疾病，即使是再專業的醫療專家，也很難百分之百判準什麼醫療方式是對病人最有利的，因此，最好由多位醫療專業人員整合意見，才能尋求出最全面、最準確的診斷與治療法。

在歐美國家，家庭醫師能夠與專科醫師共同合作，找出對病人最有利的方式。民眾有任何疾病都經由家庭醫師，再轉介到專科醫師或大醫院治療，病人不但有醫療團隊來診治，同時，家庭醫師也成為治療過程中的第二意見，避免單一診察意見造成的誤診風險。

家庭醫師會根據病人長久以來的健康情況和病史資料，甚至整個家族的健康檔案，用來判斷對病人最佳的癌症治療計畫，並找出病人日常生活中需要做改變的生活或飲食習慣。

可惜在台灣，家庭醫師制度尚未普及，民眾沒有長期固定的家庭醫師，也缺乏完整的家庭或個人病史資料分析，因此在生病時，往往只憑一位專科醫師的意見，就決定了治療方向。萬一這位專科醫師的判斷有所誤差，就可能會產生無法彌補的缺憾。

因此，**建議癌症病人在選擇醫療時，一定要帶著謹慎的心，選擇2～3個專業醫療團隊做診斷後，再來評估和決定醫療的方式**。至於要如何徵詢診療的第二意見，有幾個方法可以實行：一是多找幾家值得信賴的癌症專科醫院，比較它們不同的診斷和治療意見，從中尋找出最適合、副作用最小的治療方法。

另一個方法是，配合使用一種無輻射的身體器官掃描儀器，進行仔細的身體器官、細胞的掃描，使自己更加了解自身的健康狀態，再與一、兩組專業醫療團隊的意見做比對，這樣就比較能避免醫療方向的偏頗和疏失。

同時，自己去做的器官掃描儀檢測數據，也能提供這些醫師做更精確的醫療判斷。至於目前醫院的診察設備多為高輻射性，新研發的無輻射健檢儀器究竟有什麼樣的特性，這個部份將於後續章節做詳細介紹。

＊依個人差異選擇最適治療法

癌症治療應該依據不同癌種、不同癌期的特性，以及患者本身的身體是否有其**他疾病問題，才能選擇出最適當、副作用最小的治療方式**。例如：早期癌症多半可以採用開刀切除，但如果到了第四期、末期，癌細胞已轉移至腦、肺、肝等各器官或骨骼，開刀比較困難，此時就適合先採用「標靶治療」，讓腫瘤體積縮小。

癌症患者如果自己能對各種癌症治療方法有所認識，並了解癌症不同期別與不同癌種，適合採取什麼樣的治療方式，就可以與醫生做更深入的溝通，並且讓自己對癌症治療更有信心，以免人云亦云，陷於懷疑與恐慌之中。

畢竟癌症是一種複雜的疾病，所採取的治療方式往往需要綜合運用，此時病人本身的身體狀況與心理態度，對於選擇治療方式的實際效果，也具有一定的影響力。自己了解的愈多，愈與醫師充分的溝通，對於抗癌的醫療具有信心，治療起來效果上一定會有加分作用。

西醫藥治癌4大手法

＊ 手術開刀

在腫瘤初期，**癌細胞沒有轉移時，大部份只需切除腫瘤，有時再加以少量化學治療即可；一些很早期發現的癌症，甚至不需要做任何化療。**專業醫師會根據癌症期別及腫瘤的狀況，來判斷是否須加上化、放療或其他療法。

單純只是開刀切除腫瘤，其副作用當然會比化學治療少得多，因為化學治療一定會傷害到身體裡其他正常的細胞，而引起許多痛苦和不適。但是多數人都在癌症出現明顯症狀時才就醫，此時多半已經有轉移的現象，不光是開刀就可以處理的，還需輔以化、放療等加強抗癌效果，以致於多數癌友都必須承受副作用的痛苦挑戰。所以

目前研發出的標靶藥物種類

◎ **標靶西醫藥類**：治療乳癌的「賀癌平」，淋巴癌藥物「莫須瘤」，大腸直腸藥物「爾必得舒」與「癌思停」，治療慢性骨髓性白血病的「基利克」，肺癌用藥「艾瑞莎」及「得舒緩」。

◎ **標靶中醫藥類**：極少數獲得驗證通過，而且具有多標靶性的「植物複方THL」。

說，能夠早期發現癌症，絕對是防治癌症、減輕治療過程痛苦最重要的關鍵。

＊化學・放射線治療法

化學治療是使用可以毒殺細胞的藥物，透過注射和口服的方式，經由血液進入體內。藥物會鎖定增生比較快的細胞加以殺滅，因此主要是鎖定癌細胞。

但是在消滅癌細胞的同時，對部份正常細胞也或多或少會造成傷害，因此會引起許多副作用，包括噁心、嘔吐、食慾不振等。許多人因為受不了副作用的痛苦，而中止了治療；能持續接受完整治療的人，多半是年輕力壯，或是本身體能比較好的人。

所以在進行化學治療之前，以及整個化療的過程中，建議一定要積極進行與自然能量醫學有關的「整合輔助療法」，使自己的精神、體能都提高水準，才能夠減少副作用的不適，讓自己有辦法支撐下去，接受完整的抗癌療程。

＊標靶藥物治療

由於化學治療、放射線治療，通常都會對身體產生巨大的副作用，因此醫學界研發出**以分子生物學為基礎，可以在細胞表面標記各**

種訊息，使治癌藥物更能準確辨識癌細胞而加以消滅，不會傷害到正常細胞，並減少副作用，這就是所謂的「標靶治療」。

目前臨床上使用的標靶藥物大致可分為三大類：

第一類標靶藥物：針對癌細胞表面抗原單株抗體的標靶治療，可找到並鎖定追蹤癌細胞的特定接受器，然後抑制癌細胞生長，最後迫使癌細胞死亡。此類藥物有：治療乳癌的「賀癌平」、治療淋巴癌藥物的「莫須瘤」，以及治療大腸直腸藥物的「爾必得舒」。

第二類標靶藥物：使用新生血管抑制劑，切斷供給腫瘤養分的管道，讓癌細胞無法接收到營養，進而「餓死癌細胞」。此類藥物有：治療大腸直腸癌的「癌思停」。

第三類標靶藥物：是一種阻斷癌細胞傳遞生物訊息的小分子藥物，例如治療慢性骨髓性白血病的「基利克」、治療肺癌的「艾瑞莎」及「得舒緩」。

標靶藥物的作用是，只要有「靶」，藥物就可以辨識出癌細胞而加以消滅。最初，標靶藥物只能辨識一個靶，也就是一次只能治療一種癌症，在現代癌症的治療上往往不敷使用。後來又發展出一種藥物可以有多個靶，也就是「多標靶」，這樣就可以同時用來治療多種癌症了。

標靶治療具有其優越性，有可能未來會逐漸成為癌症治療的主流方法，不過標靶治療的藥物並不全然有健保給付，自費治療十分昂貴，因此降低了病人選用的意願。

標靶藥物的研發，除了正規醫療所使用的西醫藥物之外，在中國草本植物方面，也開發出了標靶特性，如「植物複方THL」。植物複方THL因為具有多靶性的功能，因此也稱為「多標靶植物複方THL」。這些發展都在許多醫學實驗上獲得驗證，正式的作為正規醫療之外的輔助療法。

＊免疫細胞療法

免疫療法是利用人體內的免疫細胞，來刺激與增強身體的免疫機制，以消滅癌細胞的原理。

人體的免疫系統具有辨識異常細胞及異常組織的功能，當它發現體內有異常細胞組織，便會將其吞噬。這種消滅異常細胞的免疫細胞，正是具有殺手特性的「T細胞」。

利用注射方式注入人體的免疫細胞，其取得方式，主要是先分離出癌症患者本身血液中存在的抗原細胞，以及自體腫瘤內的癌細胞，共同培養成為免疫細胞，再注射回患者體內。藉此發揮活化身體內負責免疫功能的殺手T細胞，促使殺手T細胞去消滅癌細胞。

免疫細胞療法一般而言，**對體積小的腫瘤效果相當好，但是對於較大的腫瘤，治療效果就不是很理想。**因為較大體積的腫瘤，已經不容易被T細胞辨識出來，甚至大腫瘤本身還有辦法抑制免疫反應，使殺手T細胞無法發揮作用。

由於免疫療法是運用自體免疫的機能來消滅癌細胞，所以對自身正常細胞的損害較小，可惜力道不一定足以消滅全部的癌細胞。**此療法較適合用於輔助性的治療，像是輔助化學療法和放射線療法，協助清除殘留的少量癌細胞。它也有減少化療、放療毒性的作用，因此有助於病患獲得比較好的生活品質。**

常見癌症的特性與醫療方式

不同的腫瘤癌症各有發展的特性，所以個別適合不同的治療方式；同時，醫生也會因為癌症期別的差異，選擇不同的治療方式。以下介紹在一般狀況下，不同癌腫與不同期別所慣用的治療方法：

＊乳癌

一般而言，乳癌的治療多以進行局部或全乳房手術切除病灶為主，如果腋下淋巴也有腫瘤，則須一併切除淋巴腺。

在傳統醫療方法上，因為不易判斷淋巴腺是否已有癌細胞，所以經常採取全乳房切除術。但是，如果能先用「無輻射線的身體掃描評估儀」針對乳房和腋下做掃描評估，就可以更詳細的確認：是否真的有需要做全乳房的切除，造成這麼大的手術規模？因為根據實際病例，在很多情況下，其實可以精確又安全地縮小切除範圍，減少病患的手術風險，也使癒合與康復更為順利。

無論切除的患部範圍大小，在手術切除之後，皆可進行乳房重建手術，美化術後外觀樣貌，重新建立患者的自信心。

＊ 肺癌

肺癌包含以下幾大類型：肺腺癌、肺大細胞癌、肺小細胞癌、支氣管類癌等。肺癌大多適合手術切除，如果能早期發現，預後效果很不錯；但如果到了晚期，就比較適合進行化療。

目前已有標靶藥物治療法，可減少化療副作用引起的身體不舒服，以及減少對正常細胞造成的傷害。

肺癌如果到了晚期才被診斷出來，那麼復發機率較高，在進行正規醫療的同時，宜立即進行「整合輔助療法」，有助於患者體能的恢復，更有力量繼續接受西醫藥的療程。

＊ 肝癌

台灣有數百萬名B型、C型肝炎患者及帶原者，這些人都屬於肝癌的高危險群，應定期接受肝癌篩檢。因為肝臟沒有神經，當肝臟受損時，不會有什麼感覺，等到發現罹患肝病時，通常病情都已經相當嚴重了。

肝癌如果能夠早期發現，就可採用手術切除局部病灶，也就是切除部份肝臟，

肝癌篩檢完整的檢查項目

◎ **傳統標準檢查項目**：抽血檢驗3指標（肝功能GOP、GDP、甲型胎兒蛋白）＋超音波檢查＋X光檢查。

◎ **新式科技儀器檢查法**：「無輻射性身體掃瞄評估儀」可以一次掃描，就完成深入詳細的肝臟檢查，而且檢查過程可以免除輻射線傷害。

如果希望檢查能更為詳實，可以將上述兩種方式都做，再由專業醫師將兩份數據資料互相檢證、評估，給予最佳的保健建議或治療計畫。

效果不錯。但是肝癌在早期並無徵兆，幾乎沒有人能及早發現病變，因此建議大家應定期做肝炎篩檢。傳統上由於詳細檢查相當複雜，需要同時進行肝功能（GOP、GDP、甲型胎兒蛋白）抽血檢查、超音波檢查、X光檢查等，造成一般人主動做肝檢查的意願降低。

如果採用「無輻射性身體掃描評估儀」，一次完成對肝臟器官的掃描評估，也許可提高民眾篩檢的意願，而且在肝腫瘤還很小的時候，精密的掃描儀就可以早期發現，甚至能深入細胞層次，去尋找有沒有微小的癌幹細胞，這樣更能夠做到及早防範、及早治療的效果。

如果直到感覺肝臟有異狀才去求醫，多半已經到了肝硬化的階段，手術效果就會打折扣。其他的治療方法中，最常用的是「經動脈栓塞術療法」，這是將藥物（例如加入抗癌藥）注入肝腫瘤附近的動脈，將通往幹細胞的動脈塞住，使癌腫瘤因為無法獲得血液供給而壞死。

另外，還有一種「經皮酒精注射法」，利用超音波做為導引，把酒精注射到癌腫瘤內，這種方法適合在合併肝硬化時使用。

其他還有光子刀放射療法、化學療法等。

若不幸是末期肝癌，往往很容易復發或轉移，在接受正規治療的同時，必需要積極配合「整合輔助療法」，爭取在治療中獲得最大的效果，減少癌細胞復發與轉移的機會。

＊大腸癌

大腸癌的治療以手術為主，但在手術前，建議患者與醫師要做詳細討論，確認癌腫瘤附近的淋巴腺是否受感染，盡量做局部小範圍的切除，使大腸功能保持完整。

因為大腸如果功能受損，在生活上會造成許多不方便，例如解便不易、頻上廁所，即便使用人工肛門，也會造成不便、生活品質低落，病患將承受身體與心理雙重痛苦。

大腸癌第三期開始，可能要加做輔助性化療，以避免復發，建議可搭配「植物複方ＴＨＬ」，以減低化療的副作用。

＊直腸癌

直腸癌的治療，建議採用小劑量化療較為適當。如果採用開刀切除癌腫瘤的方式，不但會造成直腸傷口紅腫疼痛，還會使得排便痛苦、排便次數增加。

如果切除面積過大，則需要作人工肛門，容易發生人工肛門造口紅腫疼痛的問題。患者在過度疼痛的情況下，很可能會吃下大量的止痛藥，又會影響到消化吸收功能，造成營養不良、抵抗力降低，如此惡性循環下來，病人的生活品質惡化、免疫力低落，康復的機會就會大幅減少了。

＊腎臟癌

腎臟癌的治療以手術切除為主，化學治療、放射治療的效果都不理想。以前要動腎臟癌手術時，無論腫瘤大小，多半是做根除性切除，除了將整個腎切除之外，還要切除腎臟外圍的脂肪、部份輸尿管以及腎上腺。

但近年來，對於較小的腎臟腫瘤，已逐漸採用小部位切除，只切除腫瘤及部份腎臟組織。臨床實際比較起來，合理的小部位切除在轉移、復發率及存活率方面，都不會比根除性腎臟切除手術來得差，而且可以保留較完整的腎臟功能，減少日後發生腎衰竭的機率，可說是醫學上的重大進步。

目前腎臟切除手術在許多情況下，也可以使用腹腔鏡的方式來進行。此方法傷口很小，比較不會疼痛，康復的速度也比較快。晚期的腎臟癌無論是開刀或是化、放療，效果都不太好，幸而近年來有標靶藥物問世，對晚期腎臟癌的治療效果不錯，可以有效延長存活期，而且副作用較低，讓末期腎臟癌患者的生存出現一線曙光。

建議腎臟癌患者要積極進行「整合輔助療法」，與正規醫療相配合，才能維持良好的體能，持續完整進行正規的醫療，直到康復為止；同時，也可以減少治療所帶來的副作用，維持良好的生活品質。

＊腦癌

如果是原發性腦癌，治療上仍以手術切除為主，但手術後可能會輔以化療。化療的劑量盡量低一些，以避免傷害正常細胞。當然，最好還是配合「整合輔助療法」的使用，保護腦部正常細胞盡量不受到傷害。

如果是由其他部位的癌症轉移到腦部的「轉移性腦癌」，除了必須採用手術切除，還要再加上化療或放療，以防止癌細胞繼續轉移、擴散與復發。

＊鼻咽癌

鼻咽癌通常儘量不採取手術治療，以避免巨大的副作用。對於第一、二期鼻咽癌，放射線治療是標準治療方法，主要方式以電療為主；第三、四期則須在電療之外，再加上輔助性的化學治療。

由於鼻咽癌的電療、化療次數通常需作數十次，造成許多副作用，例如：吞嚥困難、口腔黏膜潰爛、無法進食，因而導致患者變得營養不良、免疫和體能都很衰弱。不過治療的效果可說是相當良好，即使在三、四期，還是有很不錯的治癒機會。因此，要積極配合「整合輔助療法」，儲存足夠的體能來持續接受治療，同時也能減輕治療過程中副作用帶來的種種不適。

＊甲狀腺癌

甲狀腺癌最主要的治療方式，是以手術切除受到侵犯的甲狀腺部位，如果癌細胞已侵犯到附近的氣管和其他組織，則要延伸切除範圍，將附近受侵犯的組織一併切除乾淨。

除此之外，也可以增加採用口服放射性碘，以破壞甲狀腺癌的腫瘤組織。

如果以上的放射線療法都失效，則可採用化學治療來代替，效果雖然較強，但對於正常細胞的破壞力也比較大。

＊胃癌

胃癌主要的治療方式，主要是以手術切除所有可見的腫瘤，並且切除腫瘤邊緣未受侵犯的正常胃壁些許厚度。只要是在顯微鏡下可見到的所有殘餘病灶，也要一併切除乾淨。

手術後可以輔助同步作電療、化療，以增加存活期。至於是否要切除腫瘤旁的淋巴組織，目前看來對病情控制並沒有太大的幫助，建議多與幾位專科醫師討論、諮詢後，再決定是否需要接受淋巴切除手術。

＊胰臟癌

胰臟癌是死亡率很高的癌症，治療上主要以手術切除為主，但只有在早期發現，癌腫瘤沒有侵犯到附近動脈的時候，才能做切除；如果是到了晚期，就無法切除了，建議改用放射療法。

胰臟是重要的消化器官，會分泌酵素，使腸道能夠吸收營養，因此建議在開刀前，先進行「無輻射線身體掃描評估」，確定癌腫瘤所侵犯的範圍，盡量使切除範圍縮小，減少身體功能受影響的程度。

由於胰臟癌很容易轉移及復發，因此建議一邊要積極進行「整合輔助療法」，以提升體能，並逐漸開始增強免疫力。

＊皮膚癌

皮膚癌的主要治療方式為針對病灶做手術切除，有時也會合併使用放射治療或化學治療。皮膚癌的手術切除很簡單，如果範圍不大，可以在作病理切片的同時順便切除。但是癌腫瘤周邊如果也有被侵犯的徵兆，一定要切除乾淨，才能避免復發。

原則上，腫瘤切除的範圍越小越好，才能減少破壞正常組織。建議採取顯微手術，以便更精確的量測癌腫瘤的範圍，並且一面偵測手術的進行，直到癌腫瘤完全清除為止。

如果是由身體其他部位的癌症轉移而來的皮膚癌，就不能夠只用手術切除，必須進行化學療法與放射治療，因為此時癌細胞可能已經擴散到身體許多部位，而不只是在皮膚上。除此之外，皮膚癌還可以使用電器刮除療法、冰凍手術等。

皮膚癌主要是因日曬過度造成，如果做好防曬工作，大致可以預防。皮膚癌如果能早期發現，及早治療，也幾乎都可以痊癒。所以如果發現皮膚癌，要迅速接受治療，康復情形是很樂觀的。

＊子宮頸癌

子宮頸癌在目前幾乎可以完全治癒，不太會復發、轉移，所以已非不治之症。即使是在後期，也有機會完全康復。

子宮頸癌的治療目前多以手術、放射治療與化學治療為主，依個人病症做不同的搭配運用。在第一期之前，通常以開刀為主；如果腫瘤體積較大，可以先使用化學治療，使體積縮小，再進行手術；第二期之後，通常先開刀，再同步進行化療或放療，如此可提高治癒率。

＊骨癌

骨癌是骨骼的腫瘤，常見發生在骨細胞、骨骼的造血成份、軟骨以及纖維性或滑膜組織。誘發的因素可能包括慢性炎症反應、新陳代謝的毛病、遺傳因素、特殊病毒的感染、骨內血液回流不順暢、放射線大量的照射等。

在患部的地方容易出現的症狀包括：關節與肢體局部疼痛、腫塊或腫脹；該處關節與肢體運動會有受到限制的感覺；肢體遠端有時會出現麻木感；很容易發生病理性骨折；患處皮膚到最後會出現容易潰爛的症狀。

骨癌的治療方式，通常施以外科手術治療，包括單純性切除、植骨或截肢。有時合併放射線治療或化學治療，利用藥物來抑制腫瘤的生長，治療的效果很好。

如果是原發性骨肉瘤，不可直接手術切除，必須先以化學藥物注射一定療程後，再施行手術。

＊口腔癌

罹患口腔癌的原因，多與飲食或口腔衛生有直接關係，像是喜愛吃檳榔、時常喝酒與吸菸、口腔不斷重覆的嚴重感染，或是特殊情況遭受核輻射污染。

病變出現的部位，常反應在口腔黏膜上，如口腔黏膜有變色的斑塊、時常潰瘍而且不容易癒合、口腔內有異常的惡臭或常有異物感，或是嘴巴無法盡情的開合。

如果能做到不吃檳榔、不抽煙、不喝酒；時常清潔口腔，保持衛生；矯正或補修不良的牙齒；避免太刺激的飲料與食物；多吃蔬菜水果，就幾乎可以有效預防口腔癌的發生了。

＊攝護腺癌

攝護腺癌常好發於中老年男性，形成原因多是因為老化、種族（好發生於黑人）、家族性、男性激素方面的問題。

通常攝護腺癌早期沒什麼特別症狀，可以觀察的可疑現象是：小便次數多、血尿、小便分插、小便有些困難，如果轉移到骨骼的話，通常會有疼痛感，而且很容易骨折。

積極的預防方法可從抗老化、多吃蕃茄和南瓜子、飲食別太西洋化、補充沙棘精華、抗氧化劑ＳＯＤ來著手。

＊淋巴癌

淋巴系統主要分布在人體的頸部、腋下、鼠蹊部，以及胸腹腔內，如果在這些部份發現許多淋巴結產生，則很可能就是淋巴癌的徵兆。

造成淋巴癌的誘發因素，通常與核能輻射污染、放射線污染、E-B virus 感染等有關，治療方式則以放射線治療、化學療法來處理。

＊膽囊癌

膽囊癌的產生，初期可能是因為膽結石、慢性膽囊炎、寄生蟲等問題嚴重化所形成的。患者會感覺到身體右上腹部疼痛，或是出現黃疸症狀。目前的治療方式包括手術切除膽囊，或輔以放射治療、化學治療。

＊卵巢癌

女性罹患卵巢癌的主要因素，可能來自於避孕藥、過度肥胖、骨盆腔時常遭受放射線的照射、時常墮胎或流產、喜好高脂肪的食物與喝咖啡、不孕症的過度治療等等原因。

卵巢癌的徵狀包括：下腹部悶痛、消化不良、大號習慣改變、陰道不時的大出血、月經異常等。女性應該要謹慎使用荷爾蒙劑，不孕症的治療上也要小心追蹤，並且多運動、避免過度肥胖，在飲食上多吃蕃茄、牛蒡、花椰菜、大頭菜等，可積極預防卵巢癌的發生。

以上是各種癌症常用的治療方法，但實際治療方式，還是要依據個人病況、體能支持力，由醫療團隊做出最適切的診斷與治療計畫。

抗癌經驗關鍵筆記

徵詢第二醫療意見

即使主治醫師已經很努力地說明癌症的病程或治療方法等等事宜，但對很多人來說，還是很難正確地理解包含許多陌生專業術語在內的訊息。而且，當患者認為自己的自覺症狀跟主治醫師所告知的病程有段差距，或覺得其他醫師的治療方法比較有效時，當然會想要尋求其他醫師的專業意見。

在治療過程中，最重要的是，患者選擇了一個自己可以接受、可以理解的治療方式，所以，若對於目前的治療方式感到不安，不妨尋求其他醫師的第二意見。

對於想要尋求第二意見的患者感到不太舒服的主治醫師也不少。如果主治醫師因為這樣不太高興，今後的醫病關係恐怕會出現瑕疵。萬一很難跟主治醫師直接表明想要尋求第二意見，不妨透過醫院的諮商支援中心，或醫療諮商室（個案管理師、社工師），瞭解關於想要尋求第二意見的必要「程序」或「如何請教醫師」。

有些患者尋求第二意見後，會想要更換主治醫師或去別的醫院重新接受診療。這時，可以向這名表示第二意見的醫師表達，想在這裡接受治療的想法，跟醫師確認看看可不可行。有些名氣大或超人氣的醫師，即使想讓他開刀，手術日期恐怕要排上好幾個月，或無法接受預約看診。如果獲得這名醫師的同意，記得告訴主治醫師要轉院，然後在這家醫院依照癌症的類別重新接受診療。等做完新的檢查後，再決定之後的治療方針或治療過程。

為追求不失敗的醫療、好的醫療，慎選好醫生的努力是絕對必要的。這包括在癌病的診斷過程中，徵詢第二、第三意見（Secon opinion、Third opinion）是非常重要的抗癌成功關鍵。

part 3

自然能量醫學
與整合輔助療法

在治療過程中，病友常因強烈的副作用感到痛苦難耐，
無法堅持做完整個療程；
或是，因為化放療使身體的抵抗力變差，
在療程中受到感染而器官衰竭不治。
因此，想要增加抗癌的成功率，
患者本身的體能基底是很重要的。
必須先設法補充增進患者虛弱的體力，
並尋求減輕副作用痛苦的良策，而這兩個重要的助力，
就要依靠「自然能量醫學」這個領域來支持。

＊＊＊

以現代醫療技術來看，治療癌症已有一套成熟的療法，其效果也都經過臨床驗證，包括開刀、化療、放療等，都能有效殺滅癌細胞。

但是為何在許多時候，仍然無法完全治癒癌症？這並不一定是治療本身的效果不足，更主要的原因是：患者的身體在治療過程中，因為強烈副作用的關係，造成免疫力低下，以至於無法忍受副作用之苦，而放棄不做完整個療程；或是因為抵抗力變差，在治療中受到感染而不治。

因此，癌症患者的致死因素，其實不一定是癌症本身，更大的比例是由於細菌、病毒感染，或因器官衰竭而死亡。

要增加抗癌的成功率，必須先從補充患者虛弱的體力來著手。如果癌症患者在治療過程中，能夠一直維持良好的免疫力與體能，正常細胞都受到保護，不至於被大量破壞，如此就可以撐過全程治療，達到最佳的康復效果。

這種保護細胞與免疫力的功能，就要靠大自然療癒方式，也就是「自然能量醫學」這個領域來輔助。

＊＊＊

積極強化人體的自然療癒力

自然療癒法的發展，在人類歷史上由來已久，可以說是一種出於人類天賦本能，所逐漸發展出來的原始醫學。

在科學性、實證性的西方醫學還未盛行之前，人類一直運用大自然資源在處理身體上的問題，也發展出許多療癒身體疾病的方式，常見的項目有：藥用植物、針灸、氣功、芳香精油、同類療法、推拿等，中國的中醫系統也包含其中。

西方現代醫學日益興盛之後，古老傳承下來的療癒方式逐漸受到忽視，甚至被貶低價值。但是，現代生活型態造成許多文明病、慢性病，西醫藥卻不見得能發揮良效。因此，自然療癒法才又受到醫界重視。

根據研究證實，許多慢性病以及癌症，如果輔以自然療癒方式，將可以獲得更好的治療效果。

認識整合輔助療法（CAM）

整合輔助療法Complementary and Alternative Medicine（CAM），是流行於西方國家的一門專業學科。Complementary意為輔助，Alternative意為替代，因此又

稱為「替代療法」。

無論是稱為「輔助醫療」，或是「替代醫療」，所代表的意涵都是指：有別於正規西方醫療的另一種療法。經過長期歲月累積，這種療法日趨多元化，包含許多不同的知識與技術，在應用前需要先作統整分析，以及適合性的選擇和編整，以符合每個人不同的情況和需求，因此稱之為「整合輔助療法」。

現代西方醫學的特色，在於經過嚴謹的科學臨床實驗，效果準確又穩定，但是治療方法多屬破壞性，在消滅病原的同時，也容易傷害到正常細胞，造成免疫力低下，使得病人遭受到許多痛苦的副作用。

「整合輔助療法」則是以提升自身免疫力，喚醒人體的自癒力為主。但是如果單獨作為重大疾病如癌症的醫療方式，效果通常比較難以掌握，因此在一般情況下，尚不建議作為癌症等重大疾病的主要治療法。

如果用來作為進行正統治療時的輔助療法，則可以幫助病人保護正常細胞，減少正常細胞受到化、放療的傷害，更有助於提升病人的免疫力，使病人不致於遭受難以忍受的副作用。

從自然能量資源中擷取出來的「整合輔助療法」，其優異之處就是能達到「增強患者體力，以完成完整正規治療」以及「持續保有良好的生活品質」這兩項目標，那麼癌症患者在接受適當的正規醫療下，治癒率必然可以大為提高。

「自然能量醫學」與「西醫藥療法」特性比較

	自然能量醫學	西醫藥療法
藥物材料特色	純天然或天然萃取物	化學合成為主
對疾病療效速度	較慢	較快
對人體副作用	副作用較低，甚至無副作用	副作用較高，不適感較強烈
對正常細胞影響性	一邊治病還能調理體質，免疫力能更強化	治病時連健康細胞都會受損
治療癌正最適功能	適合為「輔助」醫療。溫和漸進的強化體能，增強自體免疫抗病力。	適合為「主要」醫療。快速除去腫瘤組織，大量減少癌細胞。

歐美日治療癌症的新趨勢

目前歐美先進國家的癌症專科醫院，絕大多數都設立了輔助療法部門，與傳統的西醫治療作充分的搭配。根據美國國立衛生研究院（NIH）在1990年的調查，美國使用替代療法的國民佔了34%，到1997年提升到42%，目前更已超過50%。

美國國家衛生研究院，於1998年成立癌症輔助及替代療法辦公室（OCCAM），主要在於促進輔助療法與正統醫療間的互動，其任務之一還包括希望能找到抗癌的天然植物。

美國知名的約翰霍普金斯醫學大學醫院（John Hopkins Hospital）也致力於研究輔助療法、另類療法，而且特別著重在臨床應用領域，並進行以天然產品或中國草本植物來減低化學治療副作用的相關研究。

在歐洲，替代療法的使用比例已高達70%；在醫學治療嚴謹的日本，也十分重視癌症的輔助醫療，日本第一位在癌病治療方式上，採用中西醫結合的醫師帶津良一就曾預言：「整合輔助的醫療模式，將是世界癌症治療的新趨勢。」日本在２００３年10月曾針對公立癌症專門醫院、療養院作調查，已在進行替代療法的患者佔了44．５％。

由上述事實可以看出，癌症治療已經從單純的西醫治療，走向複合型態的整合性醫療，那就是：「正規西醫治療＋各種輔助療法」。

以我自己的抗癌經驗為例，我採取的輔助療法包括了：植物複方ＴＨＬ輔助療法、食物療法、營養保健療法、氣功療法、心靈療法、健康管理等等，這些都是以大自然資源和理論為基礎，對人體溫和無副作用的優質方法。

尋訪關鍵的植物複合力

我很幸運，在尋找癌症康復的契機中，接觸到藥用植物的領域，獲得了意想不到的益處。

在得到第三次癌症之後，雖然復原的情形不錯，但是食欲不振、體力衰弱等後遺症仍然存在，以當時的身體狀況與體力，實在無法勝任診所繁重的工作。如果繼續下去，經濟上也可能會有問題，所以我有些擔憂。

此外，我沒有體力去旅行、運動、訪友和參與各種社交活動，這對於愛熱鬧、好動的我來說，無疑像是被軟禁一樣。於是我開始思考，**為什麼在正規治療上，我已經獲得極為成功的療效，但我還是無法完全回復到罹患癌症前那種充滿活力的生活呢？**回想治療過程中，我經歷了長達數週的關節痠痛，小時候在體操台上翻滾的記憶，大學時代在籃球場上拼鬥高下，彷彿都只像是昨日之夢。

每天忍著疼痛，不耐久站、久走，坐在公園裡看著欣欣向榮的花草樹木，心想：花兒謝了，明年還會再開出一樣嬌豔美麗的花朵；樹葉枯萎了，明年又會長出鮮綠的樹葉。來年再生出的花朵、綠葉，並不會比上一年的差。我多麼希望上天也能再給我一次機會，讓我的身體重生，再回到以往的好體力、好精神。

我把這樣的想法告訴太太，她說：「你再等等，這個願望不久就會實現，只要從現在起好好保養身體，你一定會有更好的體能和精神，還會很快就回到工作崗位去幫助更多病患！」這番話對我來說真是一個激勵！我非常期待這件事快點發生，而且我也更積極的尋找、研究癌症術後恢復體能的各種方法。

印地安抗癌草藥的啟示

自從得了癌症，朋友經常向我推薦各種草藥偏方的訊息。某日，一位朋友告訴我，有一種加拿大印第安人的抗腫瘤配方，可以治療癌症，在加拿大的歷史上有記載，而且已經有治癒數千案例的驗證。朋友還拿了一本小冊子給我看，裡面敘述１９２０年代，一位加拿大護士Rene Caisse使用一種印地安草藥配方，治癒了許多癌症病患的故事。

這名護士Rene Caisse當時從一名病人手中取得這種配方，這是一種流傳在當地原住民部落的神奇特效草藥。雖然，她是一位受過西醫藥訓練的護士，但是對於草藥並不排斥，她認為既然西方醫藥對於治療癌症還有不足之處，不妨使用這種具有歷史經驗值的草藥配方，看看能不能幫助西醫上已束手無策的癌症患者。Rene Caisse最先開始試行的對象，就是她罹患癌症的姨媽，後來姨媽多活了二十多年。

起初我不以為意，因為１９２０年代的訊息，對現在來說可能已不合時宜。即便在當時有效，現在可不一定會有效。但是引起我注意的是，後來加拿大政府專案撥款，請醫學研究機構對這種草藥配方進行科學研究，而知名的美國賓州Temple University也對此進行研究。

「如果草本植物能夠經過科學實驗，證明對抗癌有效果，那麼應該相當可信，不妨參考看看。」我心裡這麼想，於是繼續研讀更深入的內容。我發現在科學的檢視下，這種印地安配方主要有4種成分：牛蒡（Burdock root）、羊酸膜草（Sheep Sorrel herb）、榆樹皮（Slippery elm bark）及土耳其大黃（Turkish rhubarb root）。

經過多方科學驗證，此配方具有清除體內毒素、提升免疫力、活化酵素等功用，對於防癌具有一定的效果。但是在治癒癌症的功效上，尚未有進一步的臨床實驗。

基於此實驗結果，最保守安全守作法，是建議將此配方先運用在預防、抵抗流行病原，以及癌症正規治療後的康復輔助上，應該能發揮不錯的效果。如果把抗癌的所有期望都寄託在這一種療法上，可能反而會延誤病情。

在許多地區，還有很多人們對未經科學驗證的抗癌藥用植物過度依賴，僅憑著一些被宣稱成功治癒的案例數據，就盲目的相信和採用，最後付出慘痛的代價，實在令人扼腕。

受過西醫醫學訓練的醫師，對於傳統藥用植物、中國草本植物，之所以長久以來抱持反對的立場，就是因為大多數傳統藥用植物都未經科學驗證，在使用上具有許多不確定性與危險性。

但是，這並不表示藥用植物沒有療效，只是必須加強科學驗證，才能納入安全醫療的資源內。當藥用植物能夠經由嚴謹的科學驗證，與西醫作審慎的搭配，相信一定能使抗癌醫療更上層樓，使更多人的健康和生命得到挽救。

悠久的中西方植物醫療經驗

在研究了加拿大印地安抗癌草藥的資料之後，我原先的期待顯然有些落空，但卻也引起我對於研究藥用草本植物的興趣。

我發現，人類在大自然中生存，歷經數千年的經驗，無論東、西方，都已發展出許多以藥用植物來治療疾病的療法，中國草本植物即是著名的藥用植物療法之一。

事實上，在西方實證醫學發展之前，人類的醫療可以說都以藥用植物為主。以現代西方醫學的角度來看，使用藥用植物來治療疾病這種古老的治病方式，原本應該被逐漸淘汰，主要原因是：藥用植物的醫療效果都屬於經驗值，普遍上沒有經過科學性的實驗驗證，臨床報告也不充足，所以在治療上有許多不確定性。

因此，早期我在行醫過程中，如果病人詢問可否使用草藥偏方，我也多半會勸阻，擔心病人使用未經科學驗證的偏方，服用時也有可能與西藥相互排斥，無法預知風險和效果。

過去許多人在尋求藥用植物治療時，常常因為草本植物製作過程，未經嚴謹管控，含有過量重金屬物質，造成服用者急性腎衰竭或是猛爆性肝炎，這類例子時有所聞；也有少數康復的案例，經媒體大肆宣染，誤導民眾以為是「神藥」。其實，這些康復案例並不一定是草本植物、偏方的效果，有可能是當初診斷錯誤，誤打誤撞，或是因為心理、環境和其它因素所造成的共同效果。在這種缺乏管制和科學研發的情況下，草本藥效都憑藉著毫無根據的口耳相傳，造成民眾一窩蜂的去購買和服用，許多人因此耽誤治療，即使要醫療訴訟也求助無門。

對於像癌症這樣攸關生命安全的重要疾病，傳統藥用植物在進行搭配使用時，更必須非常小心。在份量、效用上，都必須有嚴謹的科學驗證，才不會使患者受到更大的傷害，或者反而阻礙了西方醫藥的治療效果。曾經風行一時的癌症草藥治療風潮，如：明日葉、紫杉醇等，都如曇花一現，熱潮一過就復歸沉靜，但是許多人確實因盲目使用而耽誤病情，甚至暴斃猝死的後遺症風暴，值得大家警惕。

如果要使用藥用植物作為輔助醫療，一定要使用經過科學驗證、確認具有抗癌效果，並經過無毒性的檢測，這種藥材或配方才能放心使用。否則就是在拿自己的生命開玩笑。

生技與驗證創造草本新地位

近二十年來，養生保健風潮興起，加上生物科技的進步，許多藥用植物包括傳統的中國草本植物，已開始與生物科技製程技術相結合，進行精確的萃取精華成分，漸漸進入科學化的境地。能夠這樣以科學萃取、定性與定量，使得藥用植物的功效開始具有品質保障，樹立了「正式醫療」的地位。

為什麼藥用植物又再度受到人們青睞，成為今日炙手可熱的保健與輔助用品呢？這是因為：藥用植物一直具有無法被西醫藥取代的特殊價值。尤其工商時代人們的生存環境大大違反自然，包括生活作息、飲食、用物、空氣等各方面的異化與污染，產生了成因複雜且不容易速治的慢性文明病，西方正統醫學在此方面出現了瓶頸，對於像是癌症、糖尿病、高血壓、心臟病等疾病都難以達到完全治癒，頂多只是以控制病情作長期服藥治療，而且在治療過程中，又因為西醫藥會破壞人體免疫系統，造成病人的痛苦，甚至衍生更多其他的病況。因此，草本植物溫和的特性、調理體質的根本療法，再度超越了西醫藥的缺失。

對於加拿大印第安配方，我已經清楚其定位在於防癌、清毒素，雖然對於癌症的進一步療效未有實驗結果，我依然很高興及放心地將它作為保健之用。是否還有更多確切驗證過的藥用植物，可以幫助我回復往日雄風，不必像個病懨懨的癌症病人呢？

我對藥用植物的訊息充滿興趣，於是周遭親朋好友所提供的抗癌草藥訊息、樣品、DM、書籍等，便如雪片般飛來。

我持續以專業知識檢驗著各種藥草配方，希望能夠在裡頭挖到寶，雖然多數都沒有臨床實驗上的數據保證，當時讓我有些失望，但是我心裡仍有期盼：希望這只是暫時的「科學驗證不足」自然能量醫學在人才濟濟的醫藥界努力之下，一定會很快進入科學化、品管化的新局面，我期待著抗癌的醫療可以很快出現新契機。

遇見ＴＨＬ植物複方療法

有一天，一位朋友告訴我：中醫藥近年研發出一種「植物複方ＴＨＬ」的配方，可以對癌症治療發揮很好的輔助效果，聽說連台灣籍大企業家邱永漢先生，都因為友人親身經驗而十分推薦。

因為長時間的挖寶、驗證，內心有點疲憊和失望，所以當我一聽說是「中國草本植物」，馬上回應：「中國草本植物抗癌的偏方太多了，都沒有科學根據，吃了只會傷身。這個『植物複方ＴＨＬ』，搞不好還有甚麼不良添加物、重金屬殘留等，更是可怕。我現在身體調養得還可以，不想冒這個險！」

朋友很肯定的說：「這個『植物複方ＴＨＬ』與其他中國草本植物偏方不同，它經過許多醫學研究機構的實驗，都得到肯定的實驗結果，而且顯示對於癌症輔助康復有特別的效用。」我聽了他說的話，高度的警覺心使我仍然打回票：「哎喲！那是騙人的，醫學機構的實驗哪是那麼容易做的！一定只是廠商拿去一些名不見經傳的小型實驗室，進行一些簡陋的測試，那些實驗結果也不可信。」

朋友接著說：「到底哪些才算是知名研究機構所做的實驗呢？青杏醫學基金會？日本北海道新藥開發研究所？香港大學中醫藥學院？」

「那……不可能！」聽到這些醫學研究中的龍頭機構，以及知名的國外醫學機構，我當然是只有崇敬的份，但這不可能是真的，我心裡這麼想。

「怎麼不可能？不然這樣吧，這些資料你有空看看。你是醫學專家，一看就知道了。我雖然不是醫學專家，但是我知道學無止境，科學發展一日千里，昨天不可能的事情，今天未必不會成真。祝你好運！」朋友留下一本冊子就走了，我看見上面書名是《ＴＨＬ研究報告彙編》。

這本手冊裡面都是醫學研究報告，其中作研究的機構有國內的醫學學術機構、知名醫院、癌症專家團隊等，還有美國、日本、澳洲、香港、印尼等的醫學機構。這些研究報告被刊登的期刊雜誌諸如：the American Journal of Chinese Medicine（美洲中國醫學雜誌）、the Journal of Alternative and Complementary Medicine（整合輔助醫學雜誌），都是具有學術地位與價值的國際醫學學術期刊。

當我更仔細研究、閱讀這些資料時，愈是覺得不可思議！因為這些內容都是以實驗正式藥品的高標規格在作檢驗，實驗結果相當豐碩，包括：抑制多種癌細胞的移動與侵入能力、有效抑制癌細胞轉移、具有多靶性消滅癌幹細胞效果等。我信心大振，找來更多國內、外的中英文研究報告來研讀，終於確信：這就是我所要找的！具有科學驗證的抗癌藥用植物配方！

綜合我所看過的相關科學實驗報告，我發現「植物複方ＴＨＬ」在科學實驗上，具有以下幾項令人驚歎的成果：

＊優異的雙向免疫調節作用

植物複方ＴＨＬ可以針對不同抗原刺激後的免疫反應，相對應的作出不同的免疫調節作用。例如人體免疫力強時，它可以抑制淋巴細胞不至過於亢奮。而且無論是人體罹患免疫疾病，或是感染症，都可以發揮雙向免疫調節的作用。

一般保健食品多強調增強身體的免疫功能，殊不知過強而無法控制的免疫力，對人體也會產生不良的影響。

免疫力適度的增強固然重要，但是平衡免疫力，也是維持身體健康的重要關鍵。「植物複方ＴＨＬ」正好具有調節免疫力過強與過弱的雙向調節功能，是一般保健食品不易達到的。對我和其他癌友更激勵的是：它能促使人體免疫系統有效吞噬或毒殺癌細胞！

＊抑制癌細胞與誘發凋亡

癌症是一種基因性的疾病，許多癌症的發生，是因為病人體內抑制癌細胞生長的基因不能正常發揮功能所致，導致癌細胞不斷生長。

「植物複方ＴＨＬ」可以有效的抑制多種癌細胞生長，啟動癌細胞中的衰滅程式，促成癌細胞凋亡；同時，也能有效活化細胞中的活性酵素，對於正常細胞並無不良影響。

植物複方具有４大消滅癌細胞的作用：

- **斷絕癌細胞呼吸：**利用癌細胞進行能量代謝時，制止癌細胞的呼吸，使其無法發揮機能，藉此逐漸被消滅。
- **中斷增殖機制：**在癌細胞增殖周期時，植物複方ＴＨＬ可以造成增殖停止、消滅。
- **破壞癌細胞膜：**植物複方ＴＨＬ能將癌細胞膜破壞，使其自身溶解而滅亡。
- **強化抑癌基因：**有效喚醒人體中沉睡的抑癌基因(epigenetic odification)，發揮抑制癌細胞生長的功能。

＊多靶向殲滅癌幹細胞

標靶治療是目前癌症治療最新也最受重視的療法，特色是能夠將藥物瞄準癌細胞，準確殺滅癌細胞，而不會傷害到附近正常細胞，藉以減低副作用，維持人體的體能與免疫功能。

植物複方經實驗證實具有多個靶點，可以針對癌細胞加以消滅，而且能夠同時追蹤殺滅多個癌細胞，對附近正常細胞毫無傷害。像是有效抑制急性前骨髓細胞性白血病ＮＢ４的細胞腫瘤傳遞路徑，進而發揮有效抑制ＮＢ４細胞生長的作用。

複方組合療效勝單藥

中國的傳統中醫發展出龐大的中國草本植物醫學，著名的醫書著作如：《本草綱目》、《本草備要》、《傷寒論》等，裡面都記載了龐大數量的藥用植物。這些知識在西方醫學尚未傳到中國之前，幾千年來，一直都是中國人醫治疾病最重要的方式。

雖說草本植物能夠發揮治療人體疾病的效用，但是，人類的身體狀況是千變萬化的。所以，單一種草本植物的功能太固定化、太過侷限，不一定能夠符合人體上不同的複雜需求。因此，經過長期歲月的改良和發展，**中醫們嘗試把好幾種草藥調配在一起，製作出各式各樣的配方，使其能符合患者各種複雜的病情，比用單一藥草更能發揮出多元化的效用，這就是中國草本植物的複合配方，又稱為「複方」**。如四物湯、加味逍遙散、天王補心丹等，都是傳統中醫知名的複方。

配比適當的草藥複方具有極多種的成分，能發揮藥物之間的協同作用，不但可降低單方毒性，增加藥物安全性，而且能加乘整體的療效，久服也比較不會產生抗藥性。至於如何將各單味草藥調配成具有優良效果的複方，這就需要憑藉中醫藥師們高深的醫術，以及植物藥學的知識。

中國草本植物經過數千年來的經驗累積，在癌症的治療上也留下許多草藥配方。在1972年，中國大陸一位王振國中醫師開始蒐集古醫書上記載的藥草、處方，還藉著當時任職於國家衛生局之便，透過來自中國各地的士兵，打聽各地治療的藥草、處方以及民間療法等，他自己也踏遍中國各地，找尋不為人知的藥草或處方，經過四年多的累積，蒐尋到一千二百多種處方與生藥。

王振國中醫師將這些處方再加以分類、整理，並以抗癌作用較高的生藥為主力，結合具有強化腸胃消化功能、利尿、排毒、滋養強壯、提升免疫功能的藥材，調配出一種天然草本配方，他將兩種最初使用的生藥材「天花粉」與「威靈仙」各取一字，以代表配方中所含的數十種生藥材。後來推展到國際上，英文名稱為Tien-Hsien Liquid，簡稱THL，這就是「植物複方THL」名稱的由來。

王振國所研發的植物複方THL，屬於全新配方，是中國草本植物組合的發明，就像眾所周知的「四物湯」，是由唐朝藺道人在《仙授理傷續斷秘方》中所記載，可能是他本人研發，或是蒐集坊間方子得來的，只是假託是神仙所傳授，故曰「仙授」；而「逍遙散」、「十全大補湯」是宋朝太醫局裡的醫官蒐集民間流行處方，編入《太平惠民和劑局方》中；「小柴胡湯」則是漢朝名醫張仲景所研發，記載於其著作《傷寒論》；「中將湯」是日本奈良時代一位名為中將姬的公主發明的。

ＴＨＬ複方主要成分解析

「植物複方ＴＨＬ」的成分，主要包括：人蔘、黃耆、白朮、靈芝、冬蟲夏草、珍珠粉、女貞子、枸杞、甘草、白花蛇舌草等。除了藥材本身，此藥方的能量功效，還包括來自原料生藥在種植時的土壤、水、空氣等特殊的環境養分，這部份屬於大自然的奧秘，尚無法完全以人為方式解析出來。但是，這些無法公開和量化分析的環境影響因素，卻是十分重要的，約佔了藥材配方整體效果的45％。

雖說單一藥材的效用，和數種搭配起來的複方效用有相當大的差異，但是各單一種成分仍然是複方的基礎。為了確認各單種成分是否都適合癌症患者所使用，我特別查了許多藥草醫著，確認每一種成分均無不良副作用。特性分析如下：

＊人蔘

《神農本草經》記載：「人蔘補五臟，安精神，定魂魄，止驚悸」等作用；在《本草綱目》裡記載：「人蔘，味甘微苦，性溫，入脾、肺經，能治一切虛症，具有補益強壯，補氣、補肺、健脾之功效，也有助於改善發熱、自汗、眩暈、吐血、下血、血淋、血崩、胎前產後諸病。人蔘也主治勞傷虛損、少食倦怠、陽痿、尿頻、消渴、婦女崩漏、久虛不復等氣血津液不足之症。」

人蔘自古即是大補之物，具有優異的體能補充效果，並可提升身體的免疫機能，保護肝臟，抑制癌細胞生長。近代科學研究更發現，**人蔘中所含的人蔘皂苷，具有優異的抗癌作用**。

＊黃耆

《本草綱目》記載：「黃耆味甘、性溫，主治強心、補血、補氣、盜汗、胃弱等功用。」

黃耆具有增強免疫力的作用，成份中的醣質可以促進「病毒抑制因子」的誘發，以抑制病毒與致癌的因子。

＊白朮

《神農本草經》記載：「白朮主風寒濕痺。」；《本草匯言》記載：「白朮，乃扶植脾胃，散濕除痺，消食除痞之要藥也。脾虛不健，朮能補之，胃虛不納，朮能助之。」

白朮可以提高人體免疫機能，增強對於癌細胞的滅殺力；還可促進白血球增加，以彌補癌症患者在接受化、放療過程中，常會產生白血球減少的現象。因此，白朮是減輕化、放療副作用的優異藥材。

＊靈芝

《神農本草經》記載：「靈芝養命以應天，無毒，多服久服不傷人，輕身益氣，不老延年。」

靈芝的化學成分相當複雜，目前已知的有效成分為：多醣體、三萜類化合物、有機鍺等。**靈芝多醣體可以提高免疫力，和白朮一樣對減輕化、放療引起的副作用有極佳幫助。**

＊冬蟲夏草

《本草從新》記載：「冬蟲夏草補肺、腎。甘、平、保肺、益腎、止血、化痰、止勞嗽。」《本草綱目》記載：「冬蟲夏草味甘、性平、歸肺、腎經、補肺益腎、止血、化痰、用於久咳、虛喘、勞嗽咯血、陽萎遺精、腰膝酸痛。」

冬蟲夏草被譽為「百藥之王」，有效成份主要為多醣體、蟲草素與蟲草酸。**可以增進心臟的含氧量與血流量，因此具有強壯作用；也具有降低膽固醇、抗腫瘤與抗轉移的作用。**

＊珍珠粉

《本草綱目》記載：「珍珠味咸、甘寒、無毒，鎮心點目；珍珠塗面，令人潤澤好顏色。塗手足，去皮膚逆臚；墜痰，除面斑，止瀉；除小兒驚熱，安魂魄；止遺精白濁，解痘療毒。」《本草匯言》裡則記載：「珍珠鎮心、定志，安魂，解結毒，化惡瘡，收內潰破爛。」

珍珠的主要成份包含碳酸鈣、有機物與多種微量元素，可以消除對人體有害的自由基以及氧化物質，所以也具有防癌、抗癌的效果。

＊女貞子

《本草綱目》記載：「女貞上品妙藥」。

女貞子具有促進淋巴球增殖，以減低患者因為化療、放療引起的白血球減少問題，並改善免疫力降低等副作用。

＊枸杞

《本草綱目》記載：「枸杞性味甘平，有清肝茲腎、益氣生精，補虛勞的功用。」《本草匯言》中記錄著：「枸杞能使氣可充，血可補，陽可生，陰可長，火可降，風濕可去，有十全之妙用。」

枸杞具有極好的調節免疫力和內分泌的功能，也有助於活化人體免疫細胞、巨噬細胞，以增強吞噬細菌、病毒的功能。

＊甘草

《本草綱目》記載：「甘草安魂定魄……利百脈」、「甘草，性味甘平，主治五臟六腑寒熱邪毒，解百毒。」

甘草具有抗發炎、抗過敏、天然類固醇荷爾蒙的作用，在中國醫藥中，常作為調和各種草藥、生藥之用，可增強各種藥物的融合性，也有提高複方的效能。

＊白花蛇舌草

《本草綱目》記載：「白花蛇舌草治小兒疸腫，毒蛇咬傷，癌腫。外治白泡病，蛇癩病，少數地區用來治跌打、刀傷、癰病。」

白花蛇舌草可增強身體的防禦功能，遏止癌細胞的移轉與復發。此外還可以增強白血球的吞噬功能，因而可增強人體免疫力。在老鼠實驗中，對於老鼠的子宮頸癌、肝癌、腹水癌均有抑制作用。

雖然上述「植物複方ＴＨＬ」的主要成分，均為本草書記載的優質中國草本植物，但在此要特別提醒：**不建議患者自行到中藥行購買藥材來搭配或煎煮，因為現今許多中國草本藥草可能含有農藥、重金屬殘留，而且不是以天然無害的方式來栽植，營養成份不足，吃了可能未受其利，先受其害。**

所以，要選用經過國際認證與科學驗證、製造生產流程嚴謹的配方或萃取品，才能真正得到抗癌的益處。

ＴＨＬ植物複方藥材嚴選與認證

為了使我的癌症完全康復，我一頭栽進許多中藥、草藥、健康保健食品的領域。許多生物科技以含有特殊營養成份的植物進行萃取，並宣稱產品保有草本植物的營養效用，但是，在我使用多種藥膳、營養保健食品之後，發現不僅所費不貲，許多產品的實際效果微乎其微，很讓我失望。

即便如此，我仍認為人類數千年的使用經驗，應該不至於都是無稽之談，於是，我以不同科學類門整合的研究方式，深入的從多種領域去研究：**究竟為什麼食物與保健食品療效不如預期？原因出在哪裡？最後發現，主要癥結在於原料作物的耕種方式出了問題。尤其進代農業種植方式的改變和環境的劣質化，是影響食療效果的決定性因素。**

為什麼「植物複方ＴＨＬ」的效果可以出類拔萃，通過嚴格的科學驗證呢？這讓我非常感興趣。經過許多醫學研究機構進行的科學實驗顯示，「植物複方ＴＨＬ」療效能維持高品質的原因在於以下幾點：

＊ 素材產自清淨的長白山

以近代農業演進的歷史來看，自19世紀的西方工業革命之後，人類開始使用機械代替人工生產作業，農業上也開始使用農耕機械，一則可以節省人力，也能提高生產量。由於傳統使用的小面積種植、多種類作物雜種與輪種的方式，並不適合機械作業，因此逐漸被放棄，改為大面積、有效率的耕種法。

但是，大面積耕種同種作物，很容易產生病蟲害，並且病株拓展極快，過去農家使用清潔農園來解決病蟲害的方式，已經遏止不了現代病蟲害的快速傳染，因此，農園開始大量的使用化學農藥。

１９４５年殺蟲劑ＤＤＴ被開發出來，效果出奇的好，快速殺死農作物上大多數的有害生物，從此愈來愈多農藥被製造出來，快速傳遍世界各地。農藥的使用，造成

植物複方THL主要10大成分

植物複方THL包括：人蔘、黃耆、白朮、靈芝、冬蟲夏草、珍珠粉、女貞子、枸杞、甘草、白花蛇舌草。

為確保療效，請勿自行到中藥店配藥。應選用取材純淨，製作品管嚴格之製劑為宜。

土壤酸化、礦物質大為流失，同時因為工廠排放的廢氣、廢水也逐漸污染自然生態環境，使得農作物的營養成份大不如前。

以前中外文獻所記載的草本植物、草藥、植物精油等配方，如果以今日化學農藥和被污染的水、空氣等條件生產，營養與有效成分可能僅剩下二、三成；而且如果農藥、重金屬殘留過量，還會對人體產生危害。

到了近一、二十年，預防醫學風潮興起，生物科技受到重視，人們開始重視以草本植物作為保健養生，立意雖佳、萃取技術也進步了，但是大家都忽略了根源的問題：農作物的營養成分已今非昔比，多數植物甚至帶有大量的污染和毒性！

許多生物科技專家和廠商，僅以契約方式蒐購原料作物、分散產地，對於土壤狀態、種植方式、種植的水源、種植地的空氣、生態環保等卻未加以講求。縱使有再好的配方、優良的萃取技術，所能獲得的效果也是極其有限。

中國草本植物的生長期，普遍來說也比一般蔬菜長，防範蟲害更加困難。大部份人工種植的中國草本植物，如果不使用自然種植（或有機種植）的方式，就不得不使用農藥，加上遭受污染的水、空氣等環境問題，我恍然大悟，許多營養保健品令人失望的原因就在於此！

明白原料作物在種植上的差異之後，我對「植物複方ＴＨＬ」的原料藥材更好奇了。植物複方ＴＨＬ原料藥材，不是向一般農家或是藥材行蒐購，也不是自己找了一塊農地來種。我不禁懷疑：若不是向農家蒐購、契作，如何能確保土讓未經農藥污染、酸鹼值與礦物質未被破壞？如何去取得未受污染且含有天然礦物質的乾淨水源？如何確保產地的空氣未受工廠及車輛廢氣污染？又如何不使用化學農藥，卻能避免病蟲害？

在向原廠詢問後我才瞭解，在配製植物複方ＴＨＬ時，採用的生藥藥材大多是在長白山山脈主峰——長白山及天池附近採集而來的。位於中國東北的長白山脈，山區綿延上千公里，橫亙在中國的吉林、遼寧、黑龍江三個省的東部，至北韓交界處，我們常聽到的長白山，只是單指其主峰。

長白山主峰本身是一座休眠的活火山，曾經在清朝時多次噴發。長白山中央有一座水池，稱為天池，是因火山爆發而形成，實際上是一個火山口湖。長白山廣大山區均覆蓋了一層厚厚的火山灰，由於火山本身含有巨大能量，所以才會噴發，被噴發出的火山灰所覆蓋的土壤，以及其中的水源，也都蘊含了巨大的能量。

以今日科學加以分析，這些能量就是珍貴的微量元素，也因此，長白山區是知名的草本植物寶庫，長壽老人特別多。

而且，即使是此山區生長的有毒植物，如「狼毒」，其毒素也比其他地方同種類植物的毒性低，特別的是還具有抗癌效果，其他地區生長的狼毒則沒有抗癌效果。推測這應該就是當地土壤中特殊的成份，消除並改變了植物本身的毒性。

此外，研發植物複方THL的專家王振國做了幾項試驗，將具有強壯功效的植物給動物吃，例如餵給鹿，鹿的體力就增強許多；之後又給蟾蜍吃，再把蟾蜍給雞吃，然後把吃了蟾蜍的雞燉煮來吃，發現也能得到滋補強壯的效果。由此可見，有益成份經過食物鏈之後依然存在。

王振國將長白山區的土壤拿去做科學分析，解析出其中含有許多珍貴的微量元素，像是極其稀有的鍺，以及錳、硒、鋅等。還有一些未知的物質成份，至今仍未能完全解析，這就是大自然奧妙之處。

微量元素，就是形成長白山特有能量的物質，對於抗衰老、抗癌、防止老化、恢復疲勞等有極好的效果。除此之外，火山灰土壤因含有硫磺味，藥草生長過程中蟲害也比較少。

在各種微量元素中，鍺是大家比較陌生的，其元素符號為Ge，在醫學上被認為具有促進血液循環，並能使血液中的廢物（陽離子、質子）排出，以提高身體的免疫力及自癒力。另外，鍺也具有抗氧化的功能，能減緩細胞的氧化、防止老化。同時，鍺具有清除人體自由基、提高免疫力、抗癌、抗衰老等作用。

長白山地區的水與土壤，同樣具有特別的珍貴成份。因為土壤與水都是容易儲存能量的物質，對於生長的植物也會產生直接的影響力。由長白山脈的斷層帶所湧出的天然水，純淨無污染。當地採收人蔘的農民都知道，人蔘經採收離地之後，一般會失去再生的能力，但若浸泡在長白山地下湧出的天然水中，經過一段時間，人蔘竟然可以再發出新芽，由此可見，長白山天然水具有強勁的生命力。

中國大陸有關單位對於王振國研發的植物複方ＴＨＬ相當重視，將完全未經污染的長白山國家自然保護區，提供給王振國種植藥草之用，並且成立「通化長白山抗癌藥物研究所」，由王振國擔任所長，對植物複方ＴＨＬ從事長期的研究發展與推廣。

所以我大膽推測：植物複方ＴＨＬ在原料藥材上不但沒有受到農藥、化學物、環境污染，而且更具有許多獨特、珍貴、可知與不可知的微量元素。這些可知與不可知的微量元素，形成了獨特的能量。如果想要以科學分析，再以人工創造同樣的微量元素，其實是非常困難的。因為大自然神祕的力量，是無法完全以人工方式來複製的。

由於長白山優異的土質、水質加上充分的陽光，使得這裡種植出的中國草本植物品質十分優異，這也是植物複方ＴＨＬ能夠被科學證實，具有多種抗癌功效的重要因素。

在古代，四物湯、逍遙散、十全大補丹等複方的研發，發明者並不需要提示要在哪裡種植，或使用甚麼方式種植。因為在古時沒有化學農藥、受污染的水以及空氣，所以各地種植出來的藥草，大都能具有充足的養分與一定的效用。

但是在現代環境種植，除非特別標榜有機、自然、無毒等耕種方式，否則均會因為施用農藥、使用污染的土壤、水、空氣等，使得生藥藥材產生不出應有的效用與有益的成份。

王振國堅持以長白山國家生態保護區種植原料藥材，並非要把植物複方ＴＨＬ作為自己獨有的產品，而是要作為一種醫藥品質的標準範本。現代人在研發新的植物複方配方時，所要考慮的比過去還要多，依據植物複方ＴＨＬ作為一個標準的品質範本，如此有規則可循，未嘗不是一種進步。

植物複方ＴＨＬ就如同四物湯、逍遙散一樣，是一種醫家研發出的複方式配方，如果能經由產學合作，將技術轉移到產業界，進行產品的量產，將能服務更廣大的群眾保健與抗癌。

＊通過科學驗證的安全中藥

傳統中醫藥發展的阻力，在於沒有科學性的定性、定量臨床實驗報告，而是憑著時間所累積下來的經驗值。

缺乏精確數據與臨床驗證，使得中醫藥一直無法進入現代科學的領域，但是植物複方ＴＨＬ在這方面做了突破，率先通過科學實驗。

最早從事植物複方ＴＨＬ的科學實驗，是天津醫藥科學研究所。初期研究為了獲得更多臨床實驗結果，將丸狀的成品分送到幾家醫院，許多患者反應極佳，口耳相傳，索取的人愈來愈多，引起了天津醫學科學研究所的注意，實驗報告確認了丸狀植物複方ＴＨＬ對於癌症治療的效果。

不僅中國大陸25個醫療機構及大學醫學研究機構接續進行臨床實驗，中國大陸當局也同時成立「通化長白山抗癌藥物研究所」，由王振國擔任主任委員，整合及推動這些實驗，醫藥界從此皆肯定了植物複方ＴＨＬ的效用。

「植物複方ＴＨＬ」後來又再送到日本、美國、台灣、泰國、澳洲、香港、印尼等地，各國醫學機構及醫院陸續進行臨床實驗，都確實證明此配方具有幾項極獨特的效果：

- **多靶點標靶能有效殺滅癌細胞**
- **誘使癌細胞凋亡**
- **抑制腫瘤生長**
- **促進人體免疫Ｔ細胞活化**
- **腫瘤細胞株毒殺**
- **調節人體免疫力**

植物複方成為中醫藥歷史上通過眾多科學驗證的珍貴配方，也為中醫的科學化、現代化作了一個極佳的示範。在製劑的服用方式上，後來也做了改變，更方便各種患者的情況來服用，像是最初發展的丸狀劑型，對於有些吞嚥困難的患者服用不易，所

植物複方THL的認證實錄

植物複方THL因具有優越效能，獲得許多國家的認證與肯定：

- 研發人王振國獲選中國大陸第一屆十大傑出青年。
- 研發人王振國於1989年獲頒比利時世界發明個人金牌獎。
- 1993年日本厚生省認可植物複方THL為可治療性中藥配方。
- 1998年泰國衛生部認定植物複方THL為可治療性中藥配方。
- 2000年美國FDA認定植物複方THL合於膳食補充標準。
- 2001年澳洲TGA機構認定植物複方THL為可治療性中藥配方。
- 2008年香港衛生部認定植物複方THL為中藥配方。

以改為液狀劑型，稱為「液狀植物複方ＴＨＬ」。因此植物複方ＴＨＬ在研究文獻上，可以看到兩種不同的名稱，也呈現出此一配方在研發的持續革新的歷程。

✻ 榮獲美國ＦＤＡ品質認證

植物複方ＴＨＬ也許未來會有更多人投入生產製造，但是使用者務必要先確認品質，包括從原料生藥的種植、成份配製等流程，均需符合發明人所要求的標準。

ＴＨＬ由於成份中尚有無法解析出的部份，同時種植地的特殊性，目前難以有其他地區可以比擬或取代，但是已出現過仿冒事件發生，造成使用者的醫療風險，因此植物複方ＴＨＬ特地被送到美國申請ＦＤＡ食品檢驗，並順利獲得了ＦＤＡ認證。從此更證明植物複方ＴＨＬ完全符合食品安全的標準，確實能保障使用者的安全。

我希望從植物複方ＴＨＬ的例子，讓人們了解科學驗證的重要性，希望大家在與癌症對抗的過程中，能夠倚賴科學，獲得安全可靠的輔助療法。

植物複方THL的適用對象

植物複方THL在抗癌的輔助上，最適合下列人士使用：

◎ 尚未確診為癌症，正在等待進一步切片報告者，可以及時預防癌症發生。

◎ 即將進行正規醫療的化、放療者，使用植物複方THL，可以加強化、放療的效果，並能降低化、放療的副作用。

◎ 有家族癌病史的高危險群者，使用植物複方THL有助於預防癌症發生。

◎ 自體免疫功能疾病患者，使用植物複方THL有助於調節免疫功能。

運用THL植物複方的抗癌實例

「植物複方ＴＨＬ」在整合輔助療法中功居要角。我在第三次癌症開刀之後，開始服用植物複方ＴＨＬ以及其他營養保健品，並配合飲食調整、氣功、心靈療癒等方式。在很短的時間，就感受到身體精神大為好轉，疼痛減輕、食慾增加，有時甚至好像過動兒一樣，充滿了精力。

以整合輔助療法來調養，我的癌症未曾轉移、復發，已經健康地度過了二十年，這對於一個得過三個癌症，開過十幾次刀的人來說，可說是一項奇蹟。

在我的整合輔助療法之中，「植物複方ＴＨＬ」佔了很重要的位置。因為癌細胞要完全根除，在今天的西醫療法中，還是一項十分困難的事情，這是因為癌細胞會附著在幹細胞上面繼續增生繁殖，成為癌幹細胞。以開刀、化療的方式，雖然可以殺滅癌細胞，但是卻很難根絕癌症的復發。

癌細胞比較容易殺死，但是癌幹細胞卻是不容易殺死的，而「植物複方ＴＨＬ」正好具有殲滅癌幹細胞的特性。我認為這正是

我這麼多年來癌症得以不復發、不轉移的重要原因。

另外，我有一位癌症患者，60多歲的谷先生得了前列腺癌，已經到了末期，癌細胞已轉移到骨頭。我推薦他採用整合輔助療法，其中重點為使用植物複方ＴＨＬ。他在服用了植物複方ＴＨＬ一段時間之後，感覺疼痛減少，精神比以前好很多，生活品質大為改善。他現在已經超過醫師對他所預估的存活期，而且身體一天比一天健康。他很驚訝身體能有這樣良好的轉變，並且也延長了壽命，因此對於戰勝癌症的信心大為增加。

還有一位患者徐先生，才三十七歲就得了大腸癌二期，他原本心裡充滿了恐懼與憂慮，當他見到我，知道我的抗癌經歷後，徬徨的心情立刻鎮定不少。我也推薦他採用整合輔助療法，並且每日服用植物複方ＴＨＬ。經過一段時間之後，他就覺得精、氣、神都大為增強，對於癌症不再恐懼，充滿了成功的信心。

植物複方ＴＨＬ對於使用過的抗癌患者來說，都是一個效果顯著的輔助品。

遠離癌症的食物輔助療法

食物是人體能量輸入最重要的物質，因此在癌症整合輔助療法之中，必須要非常重視飲食。

在衛生署《聰明飲食輕鬆防癌》一書中就提到：許多研究證實，癌症與飲食有非常密切的關係。例如：如果飲食中攝取大量的蔬菜、水果、全穀類等，可以預防大腸癌的發生，並減少乳癌、食道癌、胃癌、攝護腺癌、子宮內膜癌、卵巢癌、口腔癌、咽癌、食道癌、肺癌的發生。如果攝取過多脂肪，或是身體肥胖的女性，會增加卵巢癌、子宮內膜癌及膀胱癌等罹患的機率。所以，**食用足量的蔬菜、水果，是防癌飲食的重要關鍵！**

中國古代即有：「醫食同源」的說法，認為天然食物通常也是最好的藥物。現代營養學也提醒大家：正確的飲食，對於各種疾病的預防和康復，都具有很大的幫助。即使是以用藥治療為主的西醫藥學，也將食物作為輔助治療的方法，而且納入對病患積極宣導的生活習性醫療法之中。

由於現代生物科技的發展，飲食調理的方法已不再限於食用天然食物，更可利用科技萃取技術，將食物中的有效成份萃取、濃縮到數十倍、數百倍，使食物對人體的幫助效果更為顯著，並且解決天然食物在運送與保存上的困難。

這種從天然食物萃取、濃縮的用品，便是新興的「保健食品」。適當地運用天然食物與保健食品，雙管齊下來輔助癌症的治療和康復，可以說是日常生活中最方便又有效的方式。

注意食品衛生是排毒第一步

為什麼食物必須注意衛生呢？這是一個看似簡單平常的觀念，但是許多人都沒有確實做到。

食物若因為烹調、保存等方式不當，容易使細菌在食物中滋生，吃進身體之後，毒素就會開始累積，當身體的解毒器官來不及排除時，就會產生食物中毒的現象。

想要避免食品產生毒素，請注意以下幾項重點：

◎生吃的蔬果在進食之前，一定要用乾淨、流動的水沖洗10秒以上，徹底去除污穢和殘餘的農藥。

◎要把餐具洗滌乾淨，可用熱水或天然洗劑來洗滌。如用以一般含化學界面活性劑的清洗劑，一定要多用清水沖洗幾次，以徹底清洗乾淨，勿使清潔劑殘留。

◎在烹調食物時，要穿著乾淨清潔的衣服，戴上口罩，如果是長頭髮，要將頭髮綁起來，並戴上帽子。

◎即使是要烹煮的食物，也需先做徹底的清潔，以清除污物、防腐劑或農藥。

◎生食與熟食應使用不同的砧板，以免細菌沾附傳染。

◎烹煮食物應由身體健康者來煮食，如果有感冒、腸胃炎等症狀，應戴上口罩再進行烹調。

◎**食物應存放在60℃以上，或4℃以下的環境，才能避免細菌滋生。**即使存放在60℃～4℃之間的溫度下超過2小時，細菌就會開始滋生，尤其米飯類會產生孢子菌，即使事後再經過100℃煮食，也無法殺死孢子菌。東方人喜歡將米飯存放於常溫之中，這樣非常容易引起孢子菌，造成食物中毒。

◎每餐吃不完的食物如果要保存到隔餐，最好先放入冰箱冷藏，等下一餐用時再取出加熱。

◎**冰箱的溫度顯示器通常有誤差，最好使用溫度計測量是否在4℃以下，才能確保食物存放的安全。存放的時效方面，如果在冷藏櫃一般不宜超過3～7天；存放於0℃以下的冷凍櫃，一般不宜超過1個月到3個月。**

◎飲食盡量選用無農藥、無化肥的有機蔬菜水果，以及無添加物的食物為首選。

◎如果是購買一般市場的蔬果，要盡量將農藥、化肥殘留物清洗乾淨，否則容易對人體造成傷害。

癌症患者身體多已累積較常人更多的毒素，應該嚴謹的避免再受到農藥的毒

害。各種食品添加物同樣易產生毒素，因此建議少吃加工食品，要多吃天然食物。

抗癌彩色王牌——多吃五顏六色的蔬果

天然植物中含有許多種化學物質，稱為植物性化學物質，簡稱「植化素」。這種成分讓植物產生種種不同的特性，像是具有特殊氣味、鮮豔顏色、抵抗病蟲害的能力等。

植化素種類極多，不同的植化素有不同的作用，其中有許多對人體有益的功效，經科學界歸納如以下幾項：

◎具有抵抗細菌及病毒侵入的作用
◎可增強人體免疫系統
◎具有極強的抗氧化作用
◎可激發體內解毒酵素的活性，增強身體的解毒功能
◎具有調節荷爾蒙的功能

不同顏色的蔬菜水果，都具有不同的植化素，一般我們常見的蔬菜、水果，以顏色來分可分為五大類：綠色、橘黃色、白色、紅色、藍紫色。如果能每天攝取五種或更多不同顏色的蔬菜水果，就可以攝取到豐富且足量的植化素，對身體各方面的健康都有很大的幫助。

營養素均衡儲蓄不挑食

偏食也是危害健康的禍首。不吃或只吃某些食物，在抗癌過程中是非常不利身體健康的飲食方式。營養是健康的基礎，食物則是營養的主要來源。我們的身體每天都需要食物的五大營養素來維持，因此，每日飲食都應均衡攝取到五大營養素，包括：蛋白質、醣類、脂肪、維生素、礦物質。

至於如何恰到好處的攝取這五大營養素呢？衛生署將常用食材的營養素作了分析，提出成人每日均衡飲食的建議量。只要每天從六大類食物中選擇適量作搭配，就可以很方便的兼顧所有的營養：

◎**五穀根莖類3到6碗**：米飯、麵食、甘藷等主食品，主要供給人體醣類及一些蛋白質。

◎**奶類1到2杯**：牛奶及發酵乳、乳酪等奶製品，都含有豐富的鈣質及蛋白質。

◎**蛋、豆、魚、肉類4份**：蛋、魚、肉、豆腐、豆干、豆漿，含有豐富的蛋白質。

◎**蔬菜類3碟**：各種蔬菜主要供給維生素、礦物質與纖維質。深綠色與深黃紅色的蔬菜，所含的維生素、礦物質比淺色蔬菜更多，像是菠菜、甘藍菜、胡蘿蔔、南瓜等都是首選。

◎**水果類2份**：水果可以補充蔬菜類的維生素、礦物質與纖維，例如：橘子、柳丁、木瓜、芭樂、鳳梨、香蕉等。

◎ **油脂類2到3湯匙：**每日炒菜宜用優質油品，少量的核桃、腰果等堅果類，就足以供給身體必要的脂肪。

以中醫生剋原理調配飲食

中醫自古即認為食物之間有相加乘的效果，也有些會互相衝突牴觸。所以透過攝取正確的食物，對於疾病的治療或康復，才能夠發揮預期的效果，如果長期吃錯食物，則可能連服用藥物的療效都被抵銷掉。

因此，中醫系統發展出獨特的飲食療法系統。對於人體的疾病以及適當的食物搭配，中醫以「五行」的理論來作為論斷依據。

五行包括金、木、水、火、土，與人體的五臟六腑相對應。五臟指的是心、肝、脾、肺、腎，六腑則是指膽、小腸、胃、大腸、膀胱及三焦。而食物的顏色，也與五行相對應。

所以，要調理五臟六腑的健康，或是去除疾病，就可以根據五行的理論來選擇適合自己的食物。

運用食物與身體臟腑的五行關係，可以對於身體所需要調理醫治的器官，選擇出適當的能量食物。例如肝有問題，肝對應的是五行中的「木」，可多吃與肝對應的青色食物，以及在五行屬性中能滋養它的食物—例如水生木，所以也可以多吃屬「水」的食物，如黑色系的天然食物可幫助木氣旺盛，滋養肝臟。至於是相剋的食物，就應避免食用或是儘量少吃。

五行，是中國老祖宗觀察大自然運行原理，傳承下來的經驗法則。古人將其運用於養生及醫理上，具有一定的經驗價值。以中醫醫理來作食物調理，除了根據五行原則選擇食物之外，還要考慮到食物的寒熱屬性。中醫把食物分為「寒、涼、平、溫、熱」五種屬性，而人的體質，也恰好可以對應這五種屬性。

人的體質在「平」的屬性時，是屬於最佳狀態；如果偏寒、涼時，容易產生虛弱、畏寒的現象；偏熱性時，會有火氣上升、肝臟解毒功能不佳的現象。**運用食物的寒熱屬性，則可平衡身體的寒熱體質**。依據此原理，古人們都知道在火氣上升時，要吃一些涼性食物來降火；身體虛寒時，則需要溫熱性的食物來進補。

但這只是大原則，人的身體是複雜的機制，寒熱屬性，不一定如表面呈現出來的狀態那般單純，有時會有「虛火」現象，所謂「虛不受補」，此時就不宜直接進補，必須先降火氣之後，再作進補調理。

確實了解自身的體質屬性，以及各種食物的寒熱屬性，才能真正做到有效的食物養生，補對力量。

如果要更了解食物的寒熱屬性，可以查閱《本草綱目》、《本草備要》等古醫書

食物與五行健康對照表

食物、身體臟腑與五行關係對應表

	金	木	水	火	土
對應顏色	白	青	黑	紅	黃
五臟	肺臟	肝	腎臟	心臟	脾臟(含胰臟)
六腑	大腸	膽	膀胱	小腸	胃

五行相生相剋關係表

相生	木生火	火生土	土生金	金生水	水生木
相剋	木剋土	土剋水	水剋火	火剋金	金剋木

中有關本草研究的書籍。

在瞭解了體質與食物的寒熱屬性之後，就可以在每日的食物中加以調配寒熱性，使體質屬性趨向平和。請注意，我們不可能固定只吃屬性平和的單種食物，那會形成食物種類過少，而導致營養不均衡。

所以原則上，各種屬性的食物都要選擇，但在份量上互相作調配。例如寒涼體質的人，可以多吃一些溫熱食物；溫熱體質的人，適合多吃一些寒涼的食物，但皆適可而止，不宜過量。

以實際食材而言，寒性體質的人若吃了許多蔬菜，因青綠色蔬菜多屬寒涼性，這時可加一些蔥、薑、蒜等熱性食物加以調和。如果因為自己覺得體質偏寒，而完全不敢吃寒性的蔬菜、水果，反而會造成營養不足，產生其他疾病。

其實，吃多了蔬果，只要在一天之內，再多吃一點熱性食物，例如：麻油麵線，或喝咖啡時灑上肉桂粉，多半就可以彌補蔬果的寒性，又可攝取到多元種類的營養，口福與健康雙重兼顧。

體質寒熱性的症狀判斷

體質寒熱性與生理、心理症狀對應表

寒、涼性體質	臉色蒼白、手足常冰冷、精神萎靡不振、有虛弱感、唇色白、大便稀、小便顏色清等。程度重者為寒性，程度輕者為涼性。
溫、熱性體質（實熱）	臉色赤紅、手足心熱、易口渴、煩躁不安、易便秘，小便顏色深。程度重者為溫性，程度輕者為熱性。
虛熱體質	症狀雖近似實熱體質，但仍有若干差異。其症狀主要為：身體有時呈現些許低熱狀態、手足心容易發熱、心情煩燥、唇色紅，口乾、易便秘、小便色黃而少等。

當季．本地的粗食最健康

人體的健康狀態與大自然息息相關，當令季節所生長的食物，往往也是當時人體最需要的食物。同樣的，本地所生產的食物，也最適合本地人體質所需。

現代人的食物過度精製化，白米飯、白麵粉（製成白麵條、白麵包）等，都已經去除掉了穀類食物的營養精華，只剩下碳水化合物，缺乏完整的營養素，長期作為主食很容易造成營養不足，而且容易使體質變成為酸性。**酸性體質最容易罹患癌症，並且對癌症患者的後續康復也極為不利。所以，調整體質的酸鹼性，是很重要的養生大事。**

食物各有酸鹼度不同的屬性，每日進食會像儲蓄般的影響人體體質的酸鹼性。健康的人，血液與體液是呈弱鹼性，pH值在7．4左右，一般初生嬰兒的體液也都屬弱鹼性。但隨著體外環境污染及不正常的生活、飲食習慣，使現代人的體質逐漸轉變為酸性。像是吃進過多的酸性食物、飲用過多酸性水、常熬夜，加上環境污染、生活習慣不良，體質就會轉變為多病的酸性。

台灣蔬果、中藥寒熱屬性一覽

台灣常見的水果、蔬菜與中藥材，寒、熱屬性分列表

	水果類	蔬菜類	中藥類
寒涼性	西瓜、橘子、柳橙、鳳梨、椰子、香蕉、檸檬、李子、楊桃、奇異果、香瓜、柿子、柚子、梨子、葡萄柚、蕃茄、木瓜、梅。	白菜、芹菜、空心菜、紅鳳菜、油菜、包心白菜、芥藍菜、絲瓜、菠菜、冬瓜、蘆薈、蘿蔔、蓮藕、茭白荀、海帶、紫菜、苦瓜、竹筍、豆腐、萵苣、莧菜、茄子、黃瓜、菱角、金針菜、黃豆芽、匏子、綠豆、香菇、薏苡仁。	西洋參、菊花、決明子、薄荷、人參鬚、洛神、蓮子芯。
平和性	蘋果、葡萄、甘蔗、釋迦、菠蘿蜜、無花果、桃子、蕃石榴。	芥菜、甘薯葉、甘薯、蠶豆、馬鈴薯、花生、玉米、胡蘿蔔、甘藍、洋菇、馬鈴薯、豌豆、黑豆、黃豆、菜豆、紫蘇。	靈芝、山藥、蓮子(去芯)、白木耳、枸杞子、百合、蜂蜜、核桃、四神湯。
溫熱性	茄枝、龍眼、杏仁、櫻桃、橄欖、榴槤、芒果。	蔥、洋蔥、薑、蒜頭、大蒜、南瓜、韭菜、芫荽、茴香、九層塔、辣椒、胡椒、芥茉、芝麻。	人參、當歸、黃耆、肉桂、山楂、栗子、四物湯、十全大補湯。

如果人體的血液、體液能維持在pH值7．4左右，就是最健康的狀態，體內各種複雜的生理機能都可以充分發揮，排除廢物、毒素的速度也更快速。但是當人體的血液、體液偏酸的話，身體各種功能就會減弱，新陳代謝也會減慢，排毒器官如：肝臟、腎臟等負擔會加重，身體因此容易感到疲乏、四肢無力、失眠、腹瀉、便秘等，久了就容易造成疾病。

癌症患者的體質多屬酸性。日本著名醫學博士柳澤文正曾對100位癌症病患作抽血檢查，結果100位癌症患者的血液都是呈酸性，可見癌細胞容易存在於酸性體質。如果能使自己的體質常常維持在健康的弱鹼性，癌細胞就不容易生存了。

所謂的酸性食物，主要是因為這些食物代謝後，殘留的物質中以「磷酸根」、「硫酸根」、「氯離子」等較多，這些都是酸性離子，堆積在人體內就容易使體液也形成酸性反應。

鹼性食物的特性，則是因為食物代謝後，殘留的物質裡以「鈉離子」、「鉀離子」、「鎂離子」、「鈣離子」等鹼性離子較多，因此人體血液、體液就跟著呈現弱鹼性。

分辨食物的酸鹼性有以下幾個原則：

◎大部份的肉、魚、蛋屬於酸性。
◎大部份的青綠色蔬菜屬於鹼性食物。
◎添加人工精製糖類的甜食，都屬於酸性食物。
◎天然的甜味食物，如：水果、蜂蜜、楓糖漿等，雖是甜味，卻是鹼性食物。
◎天然酸味食物，如：檸檬、果醋等，雖是酸性，在體內卻會轉化為鹼性。
◎大部份的速食、零食以及甜點，都是屬於酸性食物。

飲食越精緻化，身體愈容易呈現酸性。回歸天然粗食的飲食方式，可以讓身體持續維持在健康的弱鹼性。大多數的蔬菜、水果都屬於鹼性食物，建議每天至少食用3份蔬菜、2份水果，各色各樣的蔬果廣泛攝取，除了可以得到豐富的維生素、礦物質，纖維質也可促進腸道蠕動，並降低膽固醇，好處多多，可說是預防勝於治療的重要飲食關鍵。

成人每日蛋、豆、魚、肉類，建議攝取量約4到6份。其中動物性蛋白質經過代謝後，尿液會呈現以硫、磷為主的酸性離子，身體為了中和尿液，必須啟動鋅、鈉、

成人飲食最佳黃金比例

◎ **份數比例調和法**

每一日：蔬菜類3份 + 水果類2份 + 蛋豆魚肉類4～6份。

◎ **酸鹼比例調和法**

每一餐：鹼性食物與酸性食物攝取比例 3:1。

鎂、鈣等離子的碳酸鹽緩衝系統，以維持體內的酸鹼PH值。所以食用動物性蛋白質後，最好可搭配新鮮的蔬果，以補充所需的鋅、鈉、鎂、鈣等離子。

飲食中無可避免會攝取到酸性食物，富含蛋白質的食物雖是酸性，也是人體所需。所以，我建議在每餐攝食中採取「三鹼一酸」的原則，也就是三份鹼性食物搭配一份酸性食物，如此既可兼顧營養均衡，又能使身體維持在弱鹼性。

除此之外，脂肪類雖屬中性食物，但熱量高，吃多了會引起肥胖問題，而食物經過油炸、油煎等烹調方式，不但會增加食物的酸性，也容易產生自由基，尤其反式脂肪會使血中壞膽固醇增加，而造成心血管疾病。

最後，應該避免吃精製糖類加工品，如想吃甜食，最好選擇屬於鹼性的楓糖、蜂蜜等天然甜點製品來替代。

禁食致癌危險食物

有些食物特別容易誘發癌細胞，或是利於癌細胞生長，宜盡量杜絕或減少食用，以下容易致癌的食物即應少吃：

＊煙燻．燒烤食物

此類食物包括香腸、火腿、臘肉、蜜餞、醃菜等。當肉在燒烤時，肉中的油脂會因受熱而滴在炭火上，產生致癌物質，而此致癌物又將隨著燻煙進入肉中；食物烤焦時，其中部份的胺基酸會變質，也會轉變成致癌物質。

＊高油脂食物

少吃動物性脂肪及奶油，可多吃含有不飽和脂肪酸的橄欖油等天然植物油。

＊過度加工的食品

加工食物多含有防腐劑、人工色素、化學調味等添加劑，即使標示用量在安全許可範圍，經常食用仍然會在人體累積大量毒素，造成損傷與疾病，因此要盡量避免食用。常見的加工食品如：冷凍甜品類（冰淇淋、冰棒和雪糕等）、蜜餞類食品、罐頭類食品、速食類食品、汽水飲料類食品、餅乾糕餅類食品（低溫烘烤和全麥餅乾不在此範圍內）、加工肉食品（肉乾、肉鬆、香腸等）。

如果偶爾吃了加工食品，可增加攝取天然蔬菜、水果的份量，以緩解體內添加物的毒性。

＊嚴格限制飲酒

攝取酒精過量會破壞肝臟機能，同時也會刺激黏膜細胞，容易引起口腔癌、食道癌、咽喉癌等。例外的是，紅酒已在科學上證實具有優良的抗氧化功能，因此只要身

常見食物酸鹼性一覽

酸性食物	肉類、蛋類、魚貝類、乳酪類、精白米類、玉米、花生及花生製品、精白麵粉類製品、白麵包及餅乾、精製糖類等。
中性食物	奶油、烹調用油、蜂蜜、咖啡、茶等。
鹼性食物	新鮮蔬菜、水果、牛奶、腰果、芝麻、南瓜子、葵瓜子、杏仁等。

體許可，沒有其他疾病禁食的因素限制，每日可以酌量飲用少許紅酒，以不超過２００c.c.為宜。

＊不抽菸也拒吸二手菸

世界衛生組織（ＷＨＯ）指出，抽菸是造成癌症最重要的因素。的確，抽菸時吸入的有毒物質高達數百種之多，其中包括尼古丁、焦油、一氧化碳、其他化學成分及多種致癌物質。

成功大學癌症研究團隊也在２０１０年研究證實，**香菸中的致癌物ＮＮＫ（尼古丁衍生物），會抑制人體內抑癌細胞的作用，提高肺癌發生的機率。而且吸到二手菸對人體的危害，不亞於吸菸者本身。**

二手菸是由吸菸者吐出的菸流，和香菸側邊燃燒的菸流，兩者在空氣中混合而成。在燃燒不完全的情形下，會釋放出超過２５０種對人體健康有害的化學物質，其中超過50種為致癌物質。

＊多吃抗癌食物

目前已知許多蔬果對抗癌有積極的幫助，也建議大家在於每日飲食中，依季節性調配多吃蒜蔥類、十字花科蔬菜，如常見的花椰菜、高麗菜、芥蘭、菜心、白菜、蘿蔔等；大豆及豆類製品如豆腐、豆漿、豆類食品等；菇類如香菇、金針菇、黑木耳、白木耳等；以及深綠色蔬菜、新鮮水果、全穀類、綠茶、蕃茄、蔓越莓、燕麥、堅果類、紅酒（勿過量）等。

如果能根據以上原則選擇食物，相信必能幫自己打下良好的體質基礎，並且在罹患疾病或癌症時，發揮較好的抗病力與康復力。

抗癌經驗關鍵筆記

切身之痛：抽不得的菸

我原本有抽菸的習慣，朋友聚會時我們總是菸不離手。但是，當我獲知罹癌那一刻起，我就發誓再也不抽了，立刻戒菸！

世界衛生組織（ＷＨＯ）已呼籲：抽菸是造成癌症最重要的因素，抽菸時吸入的有毒物質多達數百種之多，除了最可能造成肺癌，其有害物質也會抑制身體內抑癌細胞的功能，增加人體器官罹患各種癌症的風險。

除了立刻戒菸之外，我也盡量避免出席可能會吸入二手菸的場合，因為二手菸對人體的危害也不亞於吸菸者！瀰漫在空氣中的菸流，包含著燃燒不完全造成的各種毒性，根據研究，其中超過２５０種是對人體健康有害的化學物質，超過５０種為致癌物質。

所以，無論是自己抽菸，或吸入二手菸頻率很高的人，都要小心了！奉勸趁早遠離這個巨大的癌症危險因子。

part 4

高營養效力的抗癌保健品

保健食品畢竟不是藥品，無法強調「短效、速效」，加上生產過程中看不見的風險，讓許多醫師不敢冒然推薦。

然而我在抗癌期間基於營養需求、保護身體等考量下補充保健食品，效果良好，所以願意公開分享這個經驗。

不過，我並未放棄正規醫療，反而是藉由這些保健品的補給，努力支撐度過西醫藥的完整療程。

我想，這是補充保健食品前，必須先具備的重要觀念。

＊＊＊

工業時代以前，人類的生長環境未曾受到化學物質的污染，但是在工業革命之後，工廠林立、汽機車、冷氣空調等造成空氣污染，農藥與化學肥料造成土壤礦物質流失，雨水因環境污染成為酸雨，水源也跟著受到嚴重污染。

種種因素，使得土壤所種植出的蔬菜、水果養份不如以往，更可能殘留農藥、重金屬等危害健康的物質。海產食品也因海洋與溪流污染，營養成份減低，肉類則因飼養過程中餵食或施打抗生素、使用瘦肉精等，而殘留許多有害物質，以致現代人的飲食品質不良，長久下來累積出許多慢性病。

我們無法脫離現代的便利生活，或是完全回復到農業社會時代，因此，在現代生活環境中如何尋求彌補之道，成為一項變通的方式。例如，我們可以盡量選用有機食物，包括有機蔬菜、水果、魚、肉、豆類、蛋、奶類等，但是有機食物一般來說十分昂貴，如果長期使用，所費不貲，不是一般人所能負擔得了的；而且有機食物在許多地區還無法做到嚴謹的認證，不能保證是否完全不使用農藥，花了錢不一定就有保障。

另外，有機蔬果還有一項問題，就是有些業者為了防止病蟲害，使用遮罩或是水耕方式種植，如此就減少了陽光及土壤的養份。這也是為什麼許多有機農作物一味標榜無農藥，卻長得畸形瘦小，養份含量也不夠理想，這多是因為土壤養份或陽光不足

非有機培育的蔬．果．肉營養缺失

◎ **一般飼養法的肉類**：多含有抗生素、瘦肉精、促進生長劑等餘毒殘留。

◎ **未經有機認證的蔬菜、水果**：容易受到農藥、除草劑、化學肥料、生長劑等殘留影響。

◎ **水耕或遮罩式栽培的蔬果**：缺乏陽光與土壤的養分，容易有營養成分不足的問題。

的關係。

一個具有高營養價值的食用植物，除了不使用農藥、化肥，也需要有豐富的土壤養份來使其成長才行。

所幸科技的進步，逐漸能夠彌補現代人營養品質不良的問題，運用生物科技萃取技術，提煉出植物的營養精華加以保存，並且進一步濃縮，使有益成份能增加數倍，達到特殊效果的營養供給，這就是保健食品的效用。

製造營養保健品的生技廠商，只要是國際上有信譽的大廠，其原料作物的栽植，多會以特殊保護區的方式，進行無農藥、肥沃土壤、乾淨水源的栽植標準，以確保其萃取成品無農藥、重金屬等有毒物質的殘留，並且具有充足的養份。如果所栽植的土地，能像長白山區，還能含有特殊有益的稀有元素，就更具有珍貴的養生治病效用了。

現代人身處於不可避免的環境污染中，如果能選用合適的營養保健品來補充營養，是一項很方便的保健方式。對於癌症患者而言，營養的需求更為重要，如果能適當補充營養保健品，對於體能的維持、正常細胞的保護、持續接受化放療的耐受力，都能獲得很大的幫助。

我在漫長的抗癌歲月中，精選出幾種營養保健品來長期服用，對體能的恢復發揮極大的效果。這些營養保健品，都是取自大自然中珍貴的草本植物，具有特殊的保健效果，在古代，也是生長在極隱密的特殊地區，一般人難以接觸到的珍品。

在現代生物科技的發展下，這些珍貴天然的食用植物被發掘出來，並且運用特殊技術加以保存，運送到世界各地，真可說是醫療上的科技福利。

以下將詳細介紹陪伴我一起抗癌，一直到今天我仍作為日常保養之用的幾種營養補充品——野生沙棘、紅景天，以及超級抗氧化酵素ＳＯＤ。

＊＊＊

大自然原始奇蹟——野生沙棘

我喜歡看武俠小說，尤其對於俠士跋山涉水、進入深山絕壁，只為採集能令人起死回生的仙丹妙草，真是佩服又神往。雖然那是一種幻想，但是我總被大自然的神秘性深深吸引。我深信，在大自然各地，一定存在著一些特殊的植物，能夠發揮保護人們健康的極大效力。

直到我遇見沙棘，發現這個想像果然真實的存在於自然界之中，而且，歷史上也記載許多名人真實的得到這件至寶。

我更驚訝地發現，在許多驚天動地的歷史事件背後，竟可能也是因為沙棘這個神奇的植物所促成的。大自然造化的力量不容小覷，相信沙棘只是造化力量中的代表之一而已。

在歐洲和亞洲許多國家民族，如維吾爾、蒙、藏等，沙棘都是自古代代相傳的藥用植物，東、西方也不約而同都流傳著沙棘的神秘傳說。

傳說早期在古希臘時期，人們將不想再飼養的病弱、瘦小馬匹丟棄在荒野中，過了一些時日，馬兒們竟然跑了回來，而且奇蹟似地恢復健康，變得比以前更加強健，毛皮閃閃發光。有人追查原因，原來這些被丟棄的馬兒，是吃了一種野地生長的灌木漿果而存活了下來，希臘人賜給這個神奇的植物一個拉丁名（Hippophae Rhamnoides Linn），也就是「閃閃發光的馬」之意，並將這種植物採集回去，作為餐桌上的佳餚與補品，這種植物後來就被命名為「沙棘」。

相傳在三國時期，蜀國東征，當軍隊行經金沙江江畔地帶，因為江水氾濫成災，加上山路險峻，導致軍隊人馬疲憊，陷入飢病交迫之中，根本無法打仗。有一天，士兵們發現叢林中生長著野生棘果，想藉以充飢解渴，卻又不敢貿然行事，於是先遣戰馬吃食，戰馬吃了後迅速恢復體力，於是將士紛紛採食裹腹，體力也因此快速恢復，終於度過危急難關。此種神奇灌木，就是廣泛分布於四川雲南山嶺中，現今所說的「沙棘」。

更令人吃驚的傳說是，蒙古大帝成吉思汗之所以擁有驚人的戰力，能征服歐、亞大陸，也是得力於沙棘。具古籍記載，成吉思汗以沙棘餵養戰馬，使戰馬能夠迅速恢復體力。後來還差使御醫用沙棘調製出營養補品，供給貴族服用，因此，當時領導階層的官將能擁有充沛的體能，開創巨大的版圖。

從前述沙棘的歷史資料，可以看出沙棘與人類的發展有著密切的關係。而沙棘最早的歷史文獻記載是在中國。

《中國藥典》裡記載著：沙棘具有止咳祛痰、消食化滯、活血散瘀的作用，可用於咳嗽痰多、消化不良、食積腹痛、跌撲瘀腫、瘀血經閉。

《中國藏藥》記載：沙棘能利痰、消食活血，主治肺病、咽喉病、培根病、肺和腸腫瘤、消化不良等。

《西藏常用中國草本植物》中也記載：沙棘活血化瘀、化痰寬胸、補脾健胃，能治跌打損傷、瘀腫、咳嗽痰多、呼吸困難、消化不良。

《高原中國草本植物治療手冊》中則記錄著：沙棘具有生津止渴、清熱制瀉的作用，能治高熱傷陰症、支氣管炎、腸炎、痢疾。

可見，沙棘很早以前就已應用在中國人的日常保健與醫療用途上。

1960年代，前蘇聯太空研究機構一直在尋求方法，希望讓太空人在太空時，能夠抵抗強大的輻射線，並增強免疫力，以延長他們在外太空停留工作的時間。後來，他們在俄羅斯的東南方發現一個特殊的現象：該地區氣候乾燥、溫差變化大，照理說，人們的皮膚、毛髮應該十分乾燥、多皺紋；但是恰好相反，這裡的人們有著健康又光滑的膚質，頭髮光亮，而且長壽的人瑞很多。

前蘇聯當局發現到這些特點，追查其原因，才發現當地人餐桌上常出現一種取自深山的食材——沙棘，這是他們代代流傳的飲食秘方。老祖先告訴他們，要常吃沙棘，才能抵抗當地酷寒的天氣。

當確知這件事情，蘇聯當局馬上成立好幾座軍事農場，並且動員眾多科學家進行對沙棘專案的研究，果然證實了沙棘對人們的健康有極大的助益。因此，逐漸開發出沙棘的藥用與保健用途，並作為俄羅斯太空人的食用品。沙棘也成為世界上最早的太空人食品之一。

在冷戰時代，中國大陸與蘇聯互動密切，1980年代中國大陸獲得蘇聯許多太空科技機密資料，其中有一項，就是有關沙棘的醫學臨床實驗報告，顯示沙棘有驚人的效能。

由於中國自古醫書上就有沙棘的記載，而且沙棘在大陸種植很普遍，是黃土高原、沙漠地區水土保持的重要作物，中國當局過去也沒想到這粗糙不起眼的植物，竟有這麼高的營養成分。

在獲知沙棘的價值後，中國立即組成沙棘專案研究小組進行研究，專案小組中，網羅了數十位博士級學者，成立「星火計畫」，專門研究沙棘的醫藥價值及多項技術，獲得了豐富的研究成果，其中證實**沙棘含有完整而豐富的營養素，迄今世界上無任何一種植物可以超越它；實驗中也發現，食用沙棘對人體並不會產生任何副作用。因此，中國及蘇聯均賦予沙棘「神奇之果」**的美譽。

繼蘇聯與中國對於沙棘的研發之後，歐美許多國家也跟進開發沙棘的產品。美國食品藥物管理局（ＦＤＡ）已核准將「沙棘」應用為藥物，同時也是營養輔助食品的原料，不僅具有養生保健的功效，更充滿發展醫療用品的潛力。

沙棘植物全株是寶

沙棘可以生長在最惡劣的環境之中，在任何貧瘠的土壤，甚至在海拔三千公尺的鹼性貧瘠土壤中，也都可以發現沙棘的蹤跡。在極端惡劣的環境裡，沙棘的全株變成自身的養份，能自給自足的生長，因此激發出特殊而完美的營養成份。

經現代科學分析，沙棘具有近２５０種營養成份和生物活性物質，可說是大自然的完美傑作。仔細研究沙棘，幾乎全株都是寶，各部位都有可利用價值：

＊營養最高的種籽油

種籽是沙棘營養成份最高的部位！每１０００公斤的沙棘漿果中，只能萃取出約１公斤的沙棘籽油。沙棘油必須利用特殊的技術才能萃取出純淨的成份，確保其保健價值。

美國ＦＤＡ對沙棘的認證，也是在使用尖端萃取技術，從野生沙棘萃取出成份與品質穩定的沙棘籽油後，才給予認證許可。沙棘籽油的營養成份眾多，最特殊的包括：維生素Ｅ、Ａ、Ｄ、Ｋ，黃酮類、多酚類活性物質、不飽和脂肪酸、植物醇類與固醇、類胡蘿蔔素、羥色胺、甜菜鹼、萜烯類和磷脂類。

＊加工更美味的漿果

沙棘的果實具有活血散淤、化痰、補脾、健胃、促進心血管等功能，可調節胸悶氣短、降壓、降血膽固醇和三酸甘油酯等。

沙棘的漿果也可以加工製成運動飲料和果醬，或是製造成發酵性食物。

＊清香的沙棘葉

沙棘的葉面具有天然的白色毫毛，嫩葉可以用來作為茶飲之用，或是製成袋茶，方便現代人沖泡飲用。

＊殘渣是飼料良品

沙棘的葉片、果肉和種籽萃取之後，連殘渣也有用途，可做為動物食用的營養飼料。全株植物沒有一處浪費無用。

沙棘的營養特色與能量

沙棘在生物學屬性上，俗稱醋柳，為胡頹子科沙棘屬植物，是一種多年生落葉灌木小漿果植物，稱得上是地球上最古老的植物之一，大約有兩億多年的歷史，比銀杏（1億年左右）還古老。

沙棘這種自遠古人類時期就已經存在的古老植物，與人類原始的基因也很契合，因此也能夠提供最適合人類基因的能量。

人類基因在遠古時期就已大致定型，雖然生存環境歷經改變，但基因的改變卻是十分緩慢的，理論上愈符合人類原始基因的食物，愈能讓人感到通體舒適。或許正是

沙棘籽油的豐富營養成分

沙棘籽油所含的主要營養素一覽表

營養成份	對人體的功用
維生素E	具有抗氧化、消除自由基、阻止體內細胞過度氧化，因此有抗衰老的功能，也有助於促進末梢血管血液循環順暢、降低膽固醇、降低血脂肪、增加細胞耐受力。
維生素A	可以預防夜盲症、維護上皮組織正常、促進生長發育，也有助於維持細胞增長分化的正常，增加免疫功能。
維生素D	能維持血液中鈣和磷的良好比例，促進骨骼生成，預防佝僂病和軟骨症，促進維生素A的吸收。
維生素K	可以加強腸道蠕動功能，並促進凝血功能。
黃酮類	黃酮類物質可增強人體的耐受性，抑制動脈粥狀硬化的發生，降低血液中的膽固醇，預防體內維生素C受到破壞。
多酚類活性物質	多酚類物質的抗氧化能力極強，具有防癌、抗癌、抗輻射傷害的作用。
不飽和脂肪酸	可促使身體代謝功能正常，提高免疫力、降血壓、降血脂、降低血清膽固醇、預防心律不整、預防心血管疾病。
植物醇類與固醇	可修復受損細胞恢復正常功能、促進細胞的新陳代謝、增強身體機能與活力，也有助於降低膽固醇、防止冠狀動脈硬化、強化皮膚毛細孔微血管、消炎止癢、抗老化。
類胡蘿蔔素	類胡蘿蔔素是維生素A的前驅物質，可以雙向調節身體的免疫功能、清除自由基、防癌、抗衰老、補腎健脾。
羥色胺	羥色胺具有促進神經傳導的功能，十分稀有，對人體的情感、血壓、體溫、荷爾蒙等可發揮調節作用，並能抗癌、抗輻射損傷、預防傳染病。
甜菜鹼	甜菜鹼具有抗潰瘍、預防肝臟病變、降低血清膽固醇、防治動脈硬化等功能。
萜烯類	萜烯類具有抗菌消炎、鎮痛、降血壓、活血、調節血糖、祛痰止咳、增強免疫力、抑制腫瘤的作用。三萜烯酸、三萜烯醇可加強心肌舒縮功能；烏索酸則可抗潰瘍、治療傷口、潰瘍、糜爛性炎症等。
磷脂類	磷脂類包括卵磷脂、腦磷脂等，可促進細胞新陳代謝、預防動脈硬化和血栓的形成、消除脂肪肝、預防肝硬化、降低總血脂。

因為沙棘最為契合人類基因能量，才能一直在人類歷史上，屢屢創造許多令人驚嘆的事蹟。

從現代營養學的觀點來分析，可以發現沙棘所含的營養成分確實極為驚人，幾乎涵蓋所有人體所需要的養份。尤其對於抗氧化、抗癌有絕佳的功用，主要得力於以下幾種成分：

＊生物活性物質

沙棘含有豐富的生物活性物質，目前已發現的生化成份達190多種，其中活性抗氧化酵素可以迅速消除人體內的自由基，修補自由基所造成的細胞損傷。

＊維生素寶庫

沙棘所含的維生素種類之多、含量之豐富，是其他果蔬所無法比擬的，因此專家賦予它「維生素寶庫」的美稱。

沙棘的漿果含有豐富的維他命C，是蕃茄的15～80倍，蘋果的20～35倍，奇異果的5～17倍，而且品質極為穩定，居各種蔬果之冠，因此也稱為「維他命C之王」；另外，沙棘的維他命E含量同樣也比各種蔬果高，約為300mg／100g，是小麥胚芽的2倍，因此具有極佳的抗氧化功能。

＊黃酮類物質

黃酮類物質來自於水果、蔬菜、茶、葡萄酒、種籽或是植物的根部。在生物體內能發揮抗氧化、抗發炎、防止或是減緩腫瘤形成等功能。

沙棘富含的黃酮類物質非常多元，仔細分析包括有：槲皮素、異鼠李素、山奈酚、楊梅酮、豬草、五倍子酸、兒茶酸、熊果酸、谷甾酸、洋地黃皂、黃蓍、橡醇、蘆丁、香樹精等。

雖然，黃酮類營養成分不屬於維他命，但是與維他命同樣對人體十分有益，因此沙棘也被歸為「維生素Ｐ」。

＊蛋白質胺基酸

沙棘含豐富的蛋白質，其中所含有的胺基酸多達21種，其中包括人體無法自行合成的８種必須胺基酸，更顯出價值珍貴。

蛋白質是細胞主要的組成成份，惟有像沙棘這種充分而優質的蛋白質，才能夠提供人體細胞健康的生長，促進新陳代謝與修復力的正常化，使人體隨時都能獲得充沛的能量。

＊不飽和脂肪酸

沙棘含有豐富的不飽和脂肪酸數量，是地球上所有動、植物油脂中含量最高的。各種不飽和脂肪酸的種類裡，亞麻油酸及α—亞麻油酸是人體無法自行合成的，必須依賴外在食物的補充。

充足的不飽和脂肪酸，可以幫助人體抑制血小板凝集、調節血壓、預防動脈硬化、抗癌防癌、強化腦細胞，以及幫助神經細胞等順利運作。**當人體裡不飽和脂肪酸的比例愈高，血液的流動性就愈高，新陳代謝也愈好，精神就會感到非常有活力。**

＊有機酸素

沙棘中有機酸含量約2～3．5％，主要包括蘋果酸和草酸。這些酸素具有緩解巴比妥類、抗生素類和其他藥物的毒性，也可以促進預防畸胎、X射線、超大氣壓輸氧，和應激反應的損傷等生理活性作用。

＊豐富的微量元素

沙棘含有硒、鋅、鎂、鐵、鈷、錳等28種微量元素。

微量元素雖然在人體中含量極稀少，但是在人體機能運作與細胞修補中，扮演著不可或缺的角色。當今文明社會中，人們因微量元素缺乏而產生的疾病發生率極高，如癌症、濕疹、失憶症、氣喘、高血壓、糖尿病、貧血、便秘、憂鬱症、骨質疏鬆症、心血管疾病、免疫力衰退、關節炎、肝功能異常等，都與微量元素缺乏有關，沙棘正好可以充分補充這些微量元素。

沙棘所含有的營養成分是所有植物中最豐富、最完整的，所有養份相互加乘、互補，因此更能迅速補充人體所需要的營養精華，修補細胞，提升免疫功能，被稱為「世界上最完美的食物」當之無愧。

綜合沙棘各種營養素的功能，可以歸納出沙棘在促進健康保健上的主要功能：如

特殊的抗癌微量元素──5-羥色胺

俄羅斯科學家們進行實驗研究發現：沙棘漿果中含有較多的5-羥色胺，這種化合物有顯著的抗腫瘤活性，主要作用包括：

◎ 對腫瘤生長與轉移具抑制作用。
◎ 對免疫系統具有增強與調節作用。
◎ 可避免體內免疫殺手細胞的功能耗損減弱，維持其對病毒的殺傷力。
◎ 對於腫瘤引起的粘膜損傷，具有非常快速的修復和癒合作用。
◎ 與放、化療配合使用，可發揮協同作用，增強放、化療效果。
◎ 皮膚因放射線受到損傷，沙棘能給予良好的修復和治療作用。
◎ 沙棘本身無毒性與副作用。
◎ 對粘膜潰瘍的疼痛有止痛助益。

抗癌、清除活性氧（自由基）、降低血脂肪、防止動脈硬化、增強心臟功能、增強免疫力、抗輻射、促進造血細胞生長、抗潰瘍、抗發炎作用、保護肝細胞、潤肺祛痰、減低過敏、增強體能，對於人體提高耐寒力、耐疲勞、抗衰老的效果也很顯著。

優異的抗腫瘤效果

目前世界各國對於開發沙棘的保健用途十分興盛，俄羅斯已將沙棘製成的養生保健食品和飲料，作為特殊用途的營養品，供應病人、太空人、航空飛行人員等使用。中國也生產了多種沙棘生技保健產品，其中沙棘製成的飲料具有良好的抗疲勞、恢復體力的功能，還被指定為中國奧運代表團的專用飲品。

沙棘原先都是野生種，近年來由於保健價值受到重視，開始有人工種植的產量。由於野生種較能吸收到野地土壤的豐富礦物質與養分，同時含有比人工種植更優越的生物活性物質，因此，野生沙棘的保健效用優於人工種植的沙棘。

在傳統上最簡單的食用法，是直接食用野生沙棘的嫩葉和漿果，但這些原始的食用方式，都只適合於沙棘生長區附近的人們，對於其他地區的人，新鮮的野生沙棘是難以取得的。

現代人拜醫療科技之賜，可以藉由生物科技的技術，萃取沙棘種籽油、沙棘漿果等部位的營養成份，加以妥善保存，還製造成各種沙棘營養製品，目前在國際上已發展出十餘種型態，包括油狀、液狀、粉狀、膏藥、軟膏、藥丸、外敷藥、噴霧藥、膠囊等形式。其中自野生沙棘種籽萃取的沙棘油，是最受歡迎的營養保健配方。

沙棘這樣營養完美的食用植物，對於癌症病人是極佳的選擇。完整而豐富的食物營養，對於癌症患者而言，是十分重要而迫切的。因為有充足的營養攝取，才可以幫助體能恢復，使身體不斷保持在最好狀態，以便有能力接受西醫的完整醫療，並減低化療及其它醫療的副作用和不適感。

高含氧的西藏之寶——紅景天

大約十年前，我的第三次癌症治療，總計經過二十多次開刀，在手術療程告一段落之後，我的體能逐漸恢復，太太也總算鬆了一口氣。那時，我已經開始使用「整合輔助療法」，也就是在醫院的正規治療之外，再自行採用多種輔助療法，所以身體調養得很不錯。

有一天，太太的朋友邀她一起去參加西藏旅遊團。這是被稱為「世界屋脊」，平均高度達4800公尺的高原地形，空氣壓力極低，氧氣也很稀薄，外地去的旅客多半不能適應。因為西藏特殊的地形與氣候，容易使得人體血液中的溶氧量降低，以致產生暈眩、噁心、嘔吐等現象，就是所謂的「高山症候群」，嚴重時還會產生幻覺、甚至休克。

我想到我自己施行的抗癌輔助療法裡，就有採用紅景天製劑，因此這項寶物算是家裡的常備品。據說西藏地區的民眾，從小就吃當地山裡生長的紅景天，所以不會有高山症的現象，因此，我叮囑太太要開始每日食用，到西藏時才不會產生高山症。

出發之前，她持續每天食用1～2瓶高濃度的紅景天萃取液，一個星期過後，啟程隨旅行團去西藏進行六天五夜的旅行，隨身還帶了十多瓶紅景天。她回來之後非常開心，告訴我她玩得很愉快，因為在西藏完全沒有發生高山症和任何身體上的不適應。她說：「這都是喝了紅景天的效果。」太太為人熱心，還把帶去的紅景天分贈給當時出現高山症的團員，他們在喝了紅景天之後，症狀也很快減輕了。當地人還十分吃驚，為何台灣旅行團如此神通廣大，能夠找到他們當地傳統對抗高山症的草藥？並在短短的時間內適應了高山的氣候？

紅景天因為帶有高氧性，能讓人精神旺盛、細胞氧氣充足，並且使身體的耐力增強，不易產生疲倦感，就像喝了咖啡一樣精神奕奕，但是好處是：它不會有咖啡因的副作用，例如上癮、睡不著覺等現象。

紅景天對於癌症患者的益處，主要也在於可以提升細胞帶氧量、增強體能，是很理想的營養輔助品。西藏之寶紅景天，就這樣成了我們全家每日必定服用的食品。

最佳天然氧氣筒

紅景天有多種英文名稱：Rhodiola、Roseroot、Arctic Root、Golden Root等等，拉丁名稱是Rhodiola。在生物學上，紅景天屬於「景天科」「紅景天屬」，多年生草木或灌木植物，分布在前蘇聯遼東地區及中國東北、西北、西南等高寒地區，全世界有90多種，台灣有2種同科植物。大陸地區野生資源豐富，紅景天的種類更多，高達70多種。

紅景天因種類不同，在外形上也有許多差異，但特別具有一致性的地方在於：樹莖均為紅色，質地堅硬，葉片肥厚，聚簇而生，全莖都長著葉子，秋天葉色會變成紅色；花、果莢、種籽也都呈紅色；樹皮厚，顏色黑，味道屬苦、澀，性涼。目前紅景天常作為藥用或保健品的種類有：大花紅景天、紅景天、庫頁紅景天、狹葉紅景天、深紅紅景天等，以大花紅景天最為常見。

在眾多品種之中，西藏紅景天被藏胞視為「高山症」的救命仙草，主要在於它的高含氧量，可迅速補充人體血液、細胞中的含氧量。當身處在氧氣稀薄的高原上時，人體細胞可從紅景天迅速獲得大量氧氣的補充，藉此有效調節高山症候群。由於紅景天具有這項優越的特性，已成為登山者在攀登高峰時必帶的最佳能量食品。

紅景天大部份生長在海拔三千至四千公尺之高，從阿爾卑斯山脈以至喜瑪拉雅山脈的雪域高原上，都可以發現其生長蹤跡；以國家或區域來說，紅景天多分布於西藏、青海、四川西部、雲南西北部、尼泊爾、不丹等地，這些地方都屬於氣候嚴寒、空氣含氧量低、氣壓力大、空氣乾燥、紫外線照射強烈的地方。

紅景天能適應這種極端惡劣的環境，因此激發出自身獨特的活性物質，也可以提供人體特殊的營養補給，當地人將紅景天與人蔘並論，稱為「高原人蔘」，或譽為「關東之寶」。

紅景天的根部含有黃酮苷，約有30種揮發油，其中Sosaol含量最高，占約26％，還有β－石竹烯、α－欖香烯等。不同品種的紅景天，「苷」的含量具有明顯的差異，經由HPLC等不同的方法測定10種紅景天植物，其中的紅景天苷和百脈苷含量，以狹葉紅景天、吉氏紅景天、四裂紅景天、對葉紅景天的含量最高。

紅景天富含的保健成份

紅景天含有複雜且多種活性物質，包括：紅景天苷、紅景天苷元、苯丙酯類、黃酮素類、苯乙醇類單帖類、三帖類、酚酸類等。這些活性物質使得紅景天具有許多獨特的作用。

紅景天苷與紅景天苷元，能有效改善人體細胞的帶氧能力，特別是增強心、肝、腎細胞的帶氧能力，並能促進肺活量大增、強化心臟功能、提高血液的含氧量與有效利用率，在預防及改善心肌、腦血管的缺氧方面有顯著效果。也因此，紅景天能幫助人們在高山缺氧的情形下繼續生存。

仔細分析紅景天所含的營養成分，包括以下幾大類：

＊獨特的生物活性成分

紅景天大多生長在高海拔而雪封的高原雪域之中，經過長期在缺氧、乾燥以及強烈紫外線等惡劣環境中適應和演化，具有獨特的生物活性成分，化學分子很複雜，因此比起一般平地植物，它對人體健康能提供更特殊的幫助。

生物活性物質，是指來自生物體內的微量或少量物質，它與人體作用後，能引起各種生物效應，進而對生命現象產生影響。活性物質主要存在於植物性的食物中，也稱為「植化素」，細分種類繁多，如醣類、脂質、蛋白質多肽類、甾醇類、生物鹼、甙類、揮發油等等。

＊黃酮類、酚類化合物

此類植物具有極強的抗氧化效用，能消除人體內的自由基，減緩細胞老化，提高人體的免疫功能。

＊優良蛋白質

紅景天含有17種胺基酸，其中有7種人體本身無法自行合成，如果能透過適當的方式攝取紅景天，就可以提供人體細胞修補與新陳代謝所需的充分能量。

＊21種微量元素

紅景天除了含有豐富的維生素A、B1、B2、B_{12}、C等，微量元素如鋅、鎂、鉻、硒等的含量更顯珍貴。

人體內的各種化學反應，多需要微量元素的參與，才能正常運作。目前已經知道人體內的微量元素有81種，主要在維持各器官功能的運作正常，還能夠調節新陳代謝、刺激免疫系統及活化細胞。紅景天正好能補充人體多樣化的微量元素需求。

關於紅景天的中外研究

根據史料考證，中國自公元八世紀起，就已在許多古醫書中發現以紅景天治療疾病的記載，其中對於紅景天的稱名有很多種，如索洛瑪、蘇洛瑪、仙賜草，都是指紅景天。

古醫書《晶珠本草》中記載：「索洛瑪保清肺熱」；《藏醫百科》：「索洛瑪保味甘、微苦、澀、性涼」；《四部醫典》：「蘇洛瑪保，治血病、赤巴病、瘡療潰爛」；《溫島合》：「蘇洛瑪保清熱養肺、補元氣、除口臭，浸水沐浴消除諸病，亦作供神的祭品。」；《中藥大辭典》中也記載：「仙賜草活血止血、清肺止咳、治咳血、肺炎咳嗽、婦女白帶，外用治跌打損傷、燙火傷」；其他如《甘露之滴》、《圖鑑》、《晶珠本草》等古醫書中，也都有紅景天效能的相關記錄。

除了古書記載，紅景天在歷史上還留下了許多事蹟。據清朝典籍記載，康熙皇帝在平定西北地區動亂的戰疫中，原本以人蔘作為軍隊消除疲勞的營養補給品，但士兵服用後，都出現身體燥熱的現象，因此改服用紅景天來試試，結果不但沒有發生燥熱現象，而且將士們個個精神抖擻，久戰不疲，戰鬥力大為提高，康熙因此御筆賜予紅景天一個封號：「仙賜草」。從此，歷代皇帝都成了紅景天的愛好者，常派專人尋找紅景天，並向各邊陲屬國索取紅景天作為貢品。相傳乾隆皇就因為長期服食紅景天，因此獲得長壽。

古時紅景天尋訪不易，數量稀少，只有皇帝才能食用，一般升斗小民無法接觸到紅景天。紅景天也被西藏醫師視為神奇的藥用植物，並被喻為神祕的「雪域之花」。

好的藥草不分地域，都會獲得人們的重視，並在藥草史上佔一席之地。在俄羅斯及北歐國家，很早以前也有使用紅景天治病與養生保健的記載。1755年瑞典的藥草醫學專家開始在臨床上使用紅景天，作為強壯體能與增強耐力之用。到了18世紀，俄羅斯、歐洲幾個國家，也出現使用紅景天作治療疾病的記載。

前蘇聯政府對於藥用植物的研究非常重視，曾組成醫療專案小組，選出了幾種最具價值的草藥，包括沙棘、紅景天、人蔘、刺五加等進行深入研究，研究發現：**紅景天可以增強人體防禦病毒的機能，無任何毒性與副作用，同時可以改善虛弱及過敏性體質，功效十分優異。**

蘇聯醫學專家薩拉季科夫教授，從紅景天分離出紅景天苷（Salidroside）和酪醇（Tgrodsol）的成分，作為增強人體體能的用途，效果極佳。紅景天也受到航空飛行員、運動員，和從事大量體力勞動者的喜愛。

近乎完美的人體調節功能

從古代文獻至現代科學研究，可歸納出紅景天具有多項對人體有益的作用：

＊抗氧化與抗癌作用

人體內如果累積過多的自由基，就很容易造成癌症。紅景天含有許多種酚類植化素，具有強烈抗氧化功能，可以迅速有效的消除身體內的自由基，也能有效抑制癌細胞，減輕化療和放療所帶來的副作用。

＊穩定與活絡神經系統

紅景天對於大腦和脊髓能產生興奮作用，與人蔘類似，但又無人蔘容易引起燥熱的顧忌。紅景天還具有調節神經傳導的作用，能夠提高副腎皮質荷爾蒙、多巴胺及血清素的濃度，促進腦部活動的敏銳度，提高腦部的理解力及抗壓力。

另一方面，當身體需要鎮定的時候，紅景天也能發揮促使神經系統鎮定的作用。因此，可說是人體神經系統的重要營養素。

＊消除疲勞．增強體力．延長耐力

現代的醫學臨床研究證實，紅景天能提高人體的活動力及耐力，抵抗疲勞。因為紅景天能促進蛋白質分解，增強肌肉蛋白質水解的活性，提高蛋白質含量，增加血液中的血紅蛋白素和紅血球，促使肌肉在運動時，氧化代謝的指數能夠正常化，也藉此增強肌肉的負荷量。

因此，紅景天常被軍隊及國家運動選手所倚重，作為提升及恢復體力的營養補充品。像是應用於運動員身上，可以增進肌肉的耐受力，提升競爭力，同時也可以消除激烈運動後所產生的乳酸堆積作用，減緩因乳酸堆積造成的痠痛疲勞。

＊抗缺氧問題

紅景天能有效且直接的提昇血液中的溶氧25％～30％，因此可以提高身體對缺氧的耐力，降低細胞氧氣的耗損量。

此外，可增加大動脈氧壓壓差，提高氧的利用率，使細胞代謝旺盛。當人體處於低氧狀態時，它即能發揮保護內臟器官的作用，減低身體機能的損害。這也是西藏高原上的人們，能夠在氧氣稀薄的環境中生存的秘密法寶。

＊生理雙向調節作用

紅景天具有雙向調節人體身心的功能，當人體某項功能低下時，可將之提高；當功能過度亢奮時，可減緩其功能，促使身體各項功能趨向平衡。

舉例而言，紅景天具有抗疲勞、增強體力、延長運動耐力的功能，但是當人體需要睡眠時，並不會因為啟動這些功能而造成不易入眠的情形。相反的，紅景天還能夠幫助穩定情緒，增進睡眠品質，此即為生理調節功能。

人蔘也具有這種生理調節功能，既可提振精神，又可幫助睡眠，因此紅景天也被譽為「西藏人蔘」，甚至比人蔘更優異。因為**人蔘服用的顧忌較多，不是每一種體質都適合服用；相較之下，紅景天就比較沒有體質上的顧忌。**

至於同樣可以提振精神的咖啡，並沒有生理雙向調節的功能。咖啡雖能令人精神振奮，卻會造成失眠、心跳加快等副作用。

＊抗微波輻射

紅景天具有保護細胞、減低或避免輻射傷害的效果，因此，可應用於改善長期面對電腦，或是處於強烈電磁波環境所產生的頭痛。

＊調節內分泌功能

紅景天能調節人體內分泌失調或不平衡，使內分泌系統回復正常狀態。

＊滅菌抗病毒

紅景天能對抗多種細菌毒素，保護細胞不受病毒傷害，並有制衡病毒的作用。但它不能直接消滅細菌，所以無法治療感染性疾病。

＊活血・化淤・通血管

當細胞缺氧時，血液流動會發生粘稠現象，逐漸變成血栓。紅景天能夠提高細胞帶氧量，因此可以防止血液黏稠，具有活血、化瘀的功能。

＊延壽抗衰老

紅景天能有效消除自由基，因此可以阻止身體內的氧化反應，從而提高細胞生命力，延緩細胞衰老。

紅景天自古皆為野生植物，生長在高海拔崇山峻嶺之間，採集不易，因此多被視為專屬王公貴族的珍貴用藥，除非遭遇到急難生死交關，不然不會輕易使用。

到了近代，農業技術與生物科技發達，使紅景天得以擴大生產量。在1994年，紅景天經由人工有機栽培成功，使得產量可以供應一般大眾食用。同時，為了運送方便，能擴大提供世界各地的人們，生物科技研發了萃取紅景天成份的技術，利用特殊溶媒在低溫下進行萃取，以完整保存有效成分，不像一般高溫水解萃取法，容易破壞營養效果。

癌症患者在治療過程中，無論是開刀、化放療或是藥物服用，都不免會因正常細胞連帶受損，以及藥物產生的副作用，造成體力衰弱、失去活力，使得生活品質變得低落，心情抑鬱寡歡，進而影響身體的康復；甚至也會因體能過度衰弱，無法繼續接受治療，而造成癌症惡化。紅景天可以有效增進患者的體能與活力，使其恢復體能，對於癌症的康復有極大的輔助作用。

終結自由基——超級抗氧化酵素SOD

我因骨癌接受癌症手術之後，外表好像老了十歲，體力衰弱，開過刀的腳部骨頭不能太過用力，因而變得行動遲緩，同時頭髮也白了許多。但是在使用多種輔助療法大約半年之後，我的體力開始好轉，腳部骨頭不再疼痛，也可以行走自如了，而且頭上的白頭髮開始轉黑，到後來所有白頭髮都不見了，恢復我以前滿頭黑髮的模樣。我的家人、朋友與病人都嘖嘖稱奇，說我得過癌症之後，竟然變年輕了。

「變得年輕了！」其實是身體機能恢復健康、活力，所呈現出的自然現象。這顯示出：**體內的毒素已經被清除到安全、不影響健康的範圍了。**

或許很多癌症患者會說，我只求癌症康復，並不指望變得年輕。其實，一定要先讓身體轉為年輕化，包括新陳代謝、免疫力、抗病毒能力大幅提升，才能使身體更有體力來接受醫院完整的癌症醫療程序，並加速癌症康復的速度。

有呼吸，就有自由基

人類是靠氧氣存活的，呼吸系統在人還活著的時候，是永遠不能停止作用的。好幾個星期不吃食物、好幾天沒有水喝，仍然可以維持生命，但是只要幾分鐘沒有氧氣，人體就無法維持生命現象。

身體在吸入空氣之後，空氣中約含有20%至30%的氧氣會進入血液中，與血紅素中的鐵相結合，共同與養份、荷爾蒙等被輸送到全身細胞；然後，細胞再將二氧化碳、代謝廢物等送交血液運輸，經由呼氣及排泄系統排出體外。

進入細胞的氧氣，與吃進身體的食物結合，產生能量，提供身體所有機能與肌肉運動的使用，這是營養與熱量轉換的過程。所以，人類所吃進去的食物，必須要有氧氣，才能轉化為可被身體利用的能量。但是，氧氣為人類帶來生命能量，卻也會產生不好的影響，那是因為在氧氣轉化能量的過程中，會出現氧氣的變異——活性氧，又稱「自由基」。

一般自然界所有的物質，以及身體的組織、器官、細胞等，都是由「分子」所組成。氧分子的變異，要從分子的組成與能量轉換過程來分析：

在某些狀況下，分子內的電子會出現落單的情形，變成單一電子存在。此種電子很不穩定，必須到處搶奪其它分子的電子，或是放出電子，以求得自己安定，所以會不斷攻擊人體各器官的細胞，故被稱為「自由基」，也稱為「活性氧」。這種單一電子的自由基如果未被消除，就會自動不斷尋找其他分子進行氧化反應，這就形成氧化的連鎖反應，使身體形成連鎖性的損傷。

身體許多器官、組織，包括ＤＮＡ、細胞、蛋白質、脂質等的分子，都容易遭受到自由基的攻擊，造成「氧化現象」。

如果體內的自由基到處攻擊分子、搶奪電子，細胞的損壞積少成多，連鎖氧化情形也持續的發生，最後就會導致細胞癌化、衰老和病理性變化。

科學家估算，每天每個細胞會產生大約一兆個自由基。也就是說，人體在吸入氧氣、進行新陳代謝的過程中，就會自動產生自由基，矛盾的傷害自己的身體。

面對氧氣所帶來的這種「必要之惡」，人體在健康、年輕的情形下，具有較強的自動機制來消除和控制自由基帶來的傷害。但是隨著年紀增長，人體消除自由基的功能逐漸衰弱，自由基的數量卻又相對的增加，此時，就難免造成身體各部份受到攻擊與損害，這也正是為什麼人在年老之後，無可避免的要面對器官病變、癌變與衰老。

換一個角度想，如果能夠經由人為方式，來增強身體裡「消除自由基」的功能，就可以達到防止器官病變、癌變以及延緩衰老，進而達到健康長壽的目的了！

老化與病變的禍首

自由基的產生，除了會在人體氧氣轉換的過程中產生，環境與食物的污染也會產生大量的自由基。

污染物包括生活中各種可能來源，如空氣、抽菸、水質、廢氣、煮菜時的油煙、強烈紫外線照射、食物中的化肥和農藥殘留、過度加工食品的添加物、防腐劑、藥物、輻射等等。如果讓這些污染在人體中日積月累，身體就會產生大量的自由基。例如，只要抽上一口菸，就會產生成千上萬個自由基；受到紫外線過度刺激，也會產生大量的自由基。

近來，生化醫學界已研究出自由基對身體器官的破壞威力，造成的相關病變與損害包括有：

＊皮膚老化

自由基會使皮膚產生黑斑、皺紋等，造成外貌衰老。

＊基因突變

當自由基作用於脂質時，會產生過氧化產物，這些過氧化產物會使ＤＮＡ正常序列發生改變，引起基因突變，導致細胞惡性異化，即產生腫瘤。

一般所知的致癌物，就是基因在體內代謝中產生大量自由基，自由基會攻擊ＤＮＡ，因而導致細胞癌化。關於自由基導致癌症的原因，目前已有很清楚的研究報告，控制與消除自由基，也成為近年來治療與預防癌症的重要方法之一。

＊引發炎症

自由基會促使脂質沉積在各個器官或結締組織，造成肝炎、脂肪肝、肝硬化、胃炎、便秘、胰臟炎、腎臟炎、急性腎衰竭、糖尿病、視網膜病變、白內障、老年癡呆症、巴金森氏症等。

✽ 老年退化

自由基在抗氧化能力較低的老人身上，會產生許多老化現象及病變：例如會造成體內脂褐素生成，大量堆積在皮膚細胞中，即形成老年斑。如在腦細胞中堆積，會引起記憶力衰退，甚至引起智力障礙，嚴重時就會出現老年癡呆症。

在老化的現象上，還會出現皮膚鬆弛下垂、皺紋增多、骨質再生能力減弱、視網膜病變、誘發白內障、引起器官組織老化和細胞死亡等。可見自由基是導致老化與老化病變的重要因素。

✽ 動脈硬化

自由基如果與血脂發生反應，會使低密度脂蛋白（ＬＤＬ）氧化，引起血小板聚集、血栓形成，造成血管內膜和內皮細胞損傷，形成動脈硬化。動脈硬化則會進一步誘發腦血管疾病、冠心病、小動脈纖維化、高血壓、腦出血、中風等心血管疾病。

✽ 免疫系統障礙

當自由基作用於免疫系統時，會引起淋巴細胞損害，造成人體的免疫功能下降，對疾病的抵抗能力降低，因而容易產生疾病。自由基也可能導致人體發生自身免疫性疾病。

✽ 疾病併發

自由基與胃炎、消化性潰瘍、原發性腎小球疾病、糖尿病、支氣管哮喘、肺氣腫等疾病都有密切關係。

抗氧化作用自然啟動

從氧氣轉換能量，加上污染所造成的自由基，使得人體無時無刻都遭受到自由基的傷害。

根據美國加州柏克萊大學教授布魯斯・艾姆斯博士（Bruce N Ames Ph.D）的估算，人體每天每個細胞大約會受到十萬個自由基的攻擊。而在這樣嚴峻的環境下，人體如何能夠健康的存活？靠的就是身體有「一物剋一物」的機制，這是大自然巧妙的安排。

消除自由基的機制，就是人體內本來就所存在的抗氧化作用。**在健康的情況下，身體內藉由適當食物的攝取，可以獲得大量的「抗氧化劑」存於體內，而抗氧化劑就是清除自由基、修復細胞功能的利器。**

這裡所說的抗氧化劑，是指人體內所有能夠阻止或延緩氧化作用的物質，主要由兩種成分組成：

＊維生素群養分型態

抗氧化劑中的維生素群，包括維生素C、維生素E、輔酶Q10、硫辛酸（LP）和谷胱甘肽（GSH），這五種抗氧化劑之間，以動態交互作用並相互連結，成為人體內的抗氧化劑網路。

自由基在掠奪其他正常分子時，因為獲得一個電子，會變成穩定的分子，不再具有攻擊性。但是被掠奪的分子因為失去了一個電子，卻變成自由基，其不穩定性更強，也會主動攻擊其他正常分子，造成更大的傷害。如此掠奪電子的連鎖反應，使得新出現的自由基愈來愈強，身體所受的損害也愈來愈大。

抗氧化劑維生素群的作用，就是可以供給自由基單一電子，使自由基回復穩定，攻擊性消失。

雖然，抗氧化劑本身也會因為失去一個電子而成為自由基，但是其不穩定性較弱，在多種養份所形成的抗氧化作用網絡中，自己會逐漸恢復其穩定性，使體內自由基數量逐漸減少，乃至於消除殆盡。

因此，抗氧化劑的營養成份，主要功能即在於形成一個抗氧化作用網絡，一方面打的是犧牲戰─讓自身暫時成為自由基；一方面是團體戰─利用眾多抗氧化營養成份形成網絡，使弱性自由基逐漸趨向穩定。此運作可以有效阻斷自由基的連鎖氧化反應。

＊抗氧化酶酵素型態

抗氧化酶酵素可以促發抗氧化劑產生化學作用，如超氧化物歧化酶（ＳＯＤ）、過氧化物酶等。

在抗氧化劑中的抗氧化酶，諸如超氧化物歧化酶ＳＯＤ、過氧化氫酶和谷胱甘肽過氧化物酶等，在消除自由基的作用上，是以更積極的方式，事先清除體內會引發或製造自由基的物質，而達到防範未然的效果。如此搶先一步的預防效果，更有助於確保人體組織健康，防止器官病變、細胞癌變，以及延緩老化、維持青春。

青春活化超級戰將

在多種抗氧化酶之中，以「超氧化物歧化酶ＳＯＤ」效果最強，宛如消除自由基的超級戰將。我在進行輔助療法時，超氧化物歧化酶ＳＯＤ是其中極重要的一項，它就是使我回復年輕樣貌與體能，由白髮轉為烏黑的祕密武器。

ＳＯＤ全名是Superoxide dismutase，中文譯作超氧化物歧化酶，或是超級抗氧化酵素。這是一種源自於生命體中的活性酵素，其消除自由基、修復細胞的功效達99％至９９．９％之高。

超級抗氧化酵素ＳＯＤ的發現，是在１９３８年科學家Marn等人首次從牛的紅血球中分離得到的發現，至今人類對於ＳＯＤ的研究已有七十多年的歷史。１９６９年McCord重新發現這種抗氧化酵素的重要性，尤其是發現它們具有生物活性物質，可以用來消除自由基，因此將其命名Superoxide Dismutase，簡稱ＳＯＤ。

超級抗氧化酵素ＳＯＤ可分為CuZn-SOD、Mn-SOD及Fe-SOD三大類：CuZn-SOD存

在於細胞質中，Mn-SOD和Fe-SOD則分別存在於粒線體和葉綠體內。

當人體內出現自由基，其他維生素類抗氧化劑尚未發揮作用時，身體內的超級抗氧化酵素ＳＯＤ已立即發揮酵素酶的催化作用，將自由基分解成對人體無害的過氧化氫及氧，迅速消除自由基對於身體的傷害。此外，超級抗氧化酵素ＳＯＤ也會協助身體對於鋅、銅、錳的利用。

醫學界已經研究發現，超級抗氧化酵素ＳＯＤ在消除自由基、修復細胞的功效達99%至９９．９%之高，對各種疾病均可發揮一定的療效，尤其防治癌症、類風濕性關節炎、紅斑性狼瘡、皮肌炎等都有明顯的效果；在抗腫瘤、抗輻射傷害、抗衰老等方面也已進入臨床試驗。

專家學者皆普遍認為，體內超級抗氧化酵素ＳＯＤ能力越高的生物，其壽命也越長。

超級抗氧化酵素ＳＯＤ在生物界的分佈極廣，動物、植物的細胞與無機物的分子之中，都可以發現它的存在。人類的身體裡也存在著超級抗氧化酵素ＳＯＤ。健康的人每天可以製造將近五百萬單位的ＳＯＤ，以及它的夥伴物質過氧化氫，配合維生素抗氧化劑網絡，可將身體內的自由基強度，控制在不會對身體造成嚴重傷害的程度。

人體中所有的抗氧化劑（含抗氧化維生素群及抗氧化酵素酶），雖能抑制身體內自由基濃度，使其不致對身體健康造成嚴重傷害，但是仍不足以完全消除自由基。因此，老化與器官質變仍是緩慢的發生著，這也正應了佛家所說的，萬事萬物皆會經過「成、住、壞、空」的過程。

醫學與科學界揭開造成身體由「成、住」轉向「壞、空」的關鍵，主要就是由於人體內的抗氧化劑始終無法完全消除自由基所致。但是相對來說，只要揪出造成身體「壞、空」的因素，也就是病變、癌變與衰老的元凶，就有機會剋制它，至少可以減少其傷害，以預防疾病、癌症的發生，也延緩人體老化的速度。

人體所分泌的超級抗氧化酵素ＳＯＤ，其濃度會隨著年齡以及外在環境的污染程度而改變。在正常的生活環境下，人體在35歲時，超級抗氧化酵素ＳＯＤ的分泌會達到高峰，之後就會逐漸減少。另外，當外在污染物增加，人體攝入過多的毒素時，ＳＯＤ的分泌也會減少；相對的，這時體內的自由基也就變得更為活躍。

當身體中的超級抗氧化酵素ＳＯＤ分泌逐漸減少時，可以藉由攝取富含超級抗氧化酵素ＳＯＤ的食物來作為補充，達到增強體能、維持青春活力的目的。

天然蔬果與生技萃取的ＳＯＤ效力

超級抗氧化酵素ＳＯＤ含量豐富的食用植物，像是大麥草、小麥草、綠花椰菜、甘藍菜，以及大部份的綠色蔬菜。

理論上，人體可以利用這些食物中的營養成分，重組出人體所需的ＳＯＤ。但是由於現代農作物種植方式的改變，大部份農作物皆使用化學肥料、化學農藥，加上空氣污染、灌溉用水因河川污染與自來水添加殺菌氯氣等，造成食用植物中也會含有各種污染物，連帶減低了抗氧化的作用。

因此，應盡量選用無農藥、化肥污染的蔬、果作物，作為養生治病的食用藥材，使用效果才會接近預期的標準。

此外，含有ＳＯＤ的植物多屬於大分子物質型態，須經過腸胃道消化分解，才能被身體所吸收。但是在通過胃腸道時，食物中所含的超級抗氧化酵素ＳＯＤ容易被同屬酵素性質的消化脢所分解，而減低或失去其作用。

透過生物技術的改進，科學家研發出從天然植物中萃取ＳＯＤ的有效方法，製成以小分子形態存在的ＳＯＤ物質，不再輕易被人體腸胃道中的消化脢所破壞分解，如此一來，被人體吸收利用率就會大為提高。

生物科技界開發出的超氧化歧化脢ＳＯＤ補充物質，還能促進人體內自身的ＳＯＤ更順利的合成。以中國醫學觀點來看，也是一種改善自身體質、增進機能的作用。補充ＳＯＤ製劑的最好時機是在飯前食用，這時候人體的吸收效果較好。

目前已有科技的加持，製劑的原料上也必須要求無農藥、化學肥料、污染物的天然種植方式。生長環境有效控制灌溉用水、空氣等潔淨無污染的條件，才能確保萃取的品質安全無虞，使用者務必慎選ＳＯＤ的品質，真正滋養身體，獲得長遠的健康與長壽。

最需攝取抗氧化劑的族群

只要有呼吸，身體內就會出現自由基；只要生活在有污染的環境，身體內自由基的濃度就會增加；只要年歲增長，消除自由基的抗氧化功能就會逐漸降低，自由基相對會逐漸增加。所以，所有的人都需要攝取抗氧化劑。

尤其一些因為居住環境、生活習性或工作因素，身體容易累積較多自由基的族群，更應該多補充富含抗氧化成分的食物，以預防疾病，或促進身體的修復能力：

◎**癌症病患**
◎**糖尿病患者**
◎**心血管疾病患者**
◎**自體免疫疾病患者**
◎**免疫功能低下者**
◎**抽煙者**
◎**在高污染環境中工作者**（如電鍍廠工人、環保業者、醫檢工作者、核能電廠工作者、化工廠工作者等）
◎**長時間在輻射螢幕前工作者**

◎常年在陽光下工作者
◎中老年人

超級抗氧化酵素ＳＯＤ目前在醫學界、預防醫學及養生保健上，都已被廣泛運用，讓人類更有力量去克服或延緩成、住、壞、空的輪迴，獲得更健康、更長壽，且青春常駐的人生。

世界最高吸收率——台灣小分子褐藻醣膠

您必定聽聞過周遭親友忽然罹癌、甚至因為癌症撒手人間的消息，依據衛生署98年度公布資料，台灣地區平均每7分10秒就有一個人罹患癌症，而平均每4～5人就有一個人死於癌症。

在現代生活中，太多致癌因子存在於我們生活周遭，你我時時刻刻都會接觸到各類致癌因子。如何在日常生活中做到預防重於治療，以防止致癌因子誘發，是防癌、抗癌的重要環節。

正常而言，細胞的生長速度、分化及死亡，皆具有規則性且受到控制。然而，癌細胞可不那麼聽話，它不會依循正常的遊戲規則進行，而是沒有自制力的不停分裂生長，進而侵略正常細胞的生長範圍，導致正常細胞死亡；也就是說，癌細胞就如同人類的天敵一般，破壞了遊戲規則、危害人類的生命。

在癌症治療方面，目前除了傳統的手術、化學治療、放射線治療等，另外也發展出許多備受醫學專家所肯定的天然萃取成份，不僅可以做為癌症治療時的輔助選擇，也可以讓未罹癌的高風險群，做為預防癌症的保健食品。而近來最受矚目的保健成份，便是由褐藻所萃取出的「褐藻醣膠（Fucoidan）」。

超強海洋修復精華

昆布、裙帶菜等褐藻，含有大量維生素及微量元素，一向被視為高營養價值的食材，近年研究更發現：**褐藻中的特殊成份「褐藻醣膠（Fucoidan）」，不論在細胞或動物實驗上皆獲得驗證，對於許多病徵具有預防及改善的效果。**

褐藻醣膠是一種水溶性多醣類，其化學結構是由「硫酸岩藻糖」所構成的雜聚多醣體。１９８２年Sugawara於國際知名科學期刊Cellular immunology中，發表褐藻醣膠可大幅提升人體細胞的免疫力。至今20幾年之間，關於褐藻醣膠抗病毒、提升免疫力、促進肝機能代謝、抗發炎、抑制腫瘤等功效，各項相關研究報告已陸續發佈１０００多篇。

抗發炎．抑制腫瘤功效傲人

褐藻醣膠最引人注目的是抗發炎及抑制腫瘤的作用，澳洲科學家Bartlett在１９９４年實驗發現：褐藻醣膠可以減少老鼠36％的發炎反應；此外，法國科學家Liu在２００５年研究更發現，對長有惡性腫瘤的老鼠給予褐藻醣膠後，可以抑制５０．３％的惡性腫瘤生長。最重要的是，這些實驗皆證實褐藻醣膠對老鼠並無不良的副作用。

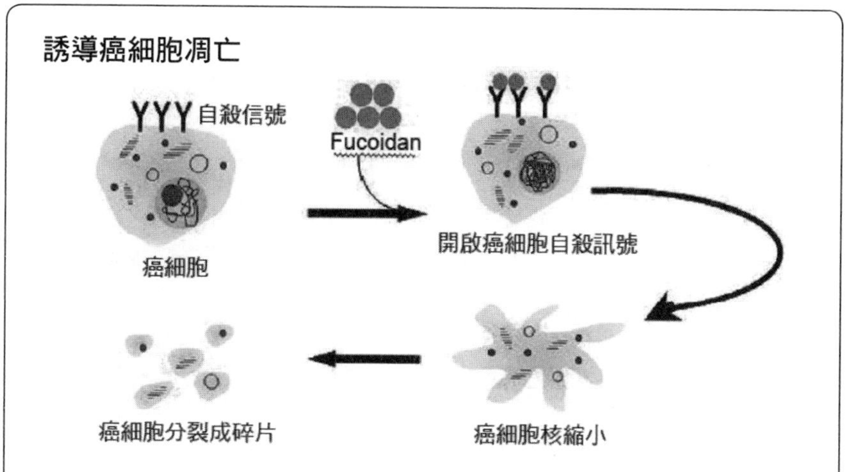

資料來源：行政院委會水產試驗所 電子報 第35期

台灣近年來包含：行政院農委會水產試驗所、海洋大學、台灣大學等機構也長期投入褐藻醣膠的研究。目前，**台灣利用海域中豐富的褐藻，萃取製成褐藻醣膠，經過各項細胞及動物實驗，皆證實對於抑制腫瘤及調節發炎反應具有顯著功效。**

其中行政院農委會水產試驗所，採集了80幾種台灣周邊海域褐藻，挑選萃取出功效及品質最佳的褐藻醣膠，更利用了獨步全球的小分子化技術（分子小於500Da，可經由人體皮膚直接吸收），使得**台灣小分子褐藻醣膠相較於一般大分子結構，大幅提昇了40%以上的效果，也完全不具國外褐藻醣膠的重金屬殘留問題。**

「台灣小分子褐藻醣膠」抗癌三大作用

* 誘導癌細胞凋亡

多數細胞具有一定的壽命，生命週期一到即會自然凋亡；但癌細胞則不然，癌細胞本身缺乏自然凋亡能力，因此會不斷的增生，進而發生轉移。

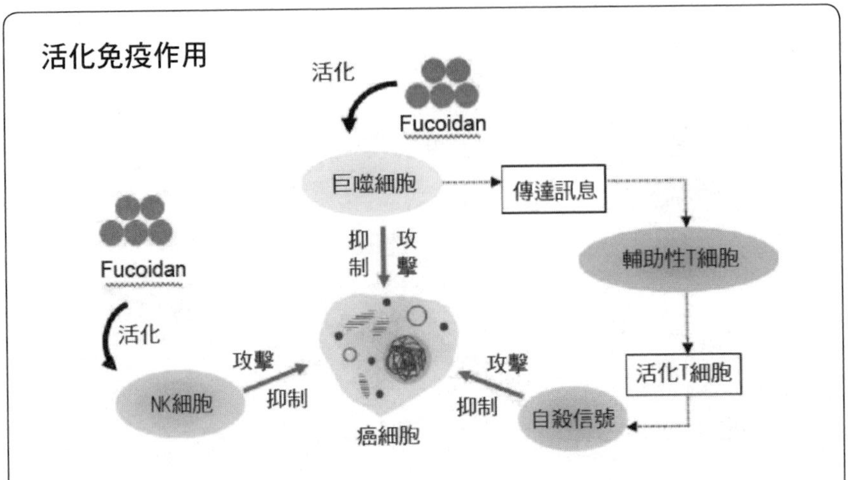

資料來源：行政院委會水產試驗所 電子報 第24期

褐藻醣膠能重新啟動癌細胞「自殺信號」的開關，使癌細胞核縮小、癌細胞膜破裂，最後分裂成碎片，也就是利用此「自殺」機制的方式，誘導癌細胞進行凋亡作用。

＊活化免疫作用

褐藻醣膠能活化巨噬細胞、B細胞、T細胞，以及自然殺手細胞等免疫細胞的活性，大幅提升免疫系統對外來病原體的抵抗力。所以除了抗癌、防癌的功效，褐藻醣膠也能發展為對抗一般流行性感冒、禽流感、腸病毒、新流感等的輔助食品。

人體除了自然殺手細胞之外，其他免疫細胞主要攻擊的對象，都是針對外來病原體為主；對於人體自身病變產生的癌細胞，卻缺乏專一抵禦的能力。**只有「自然殺手細胞」如同身體內的糾察隊般，對於體內的叛徒——癌細胞，具有強烈的攻擊性。**

當淋巴球中的自然殺手細胞發現癌細胞時，不須使用抗體或其他的免疫系統感應體，就能直接殺死癌細

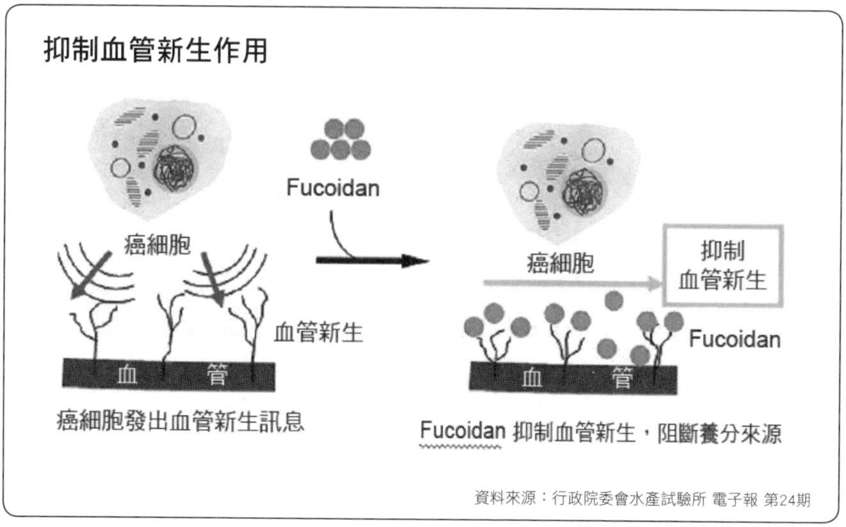

胞。因此，褐藻醣膠能活化自然殺手細胞的這一項作用，對於抑制癌症具有很大的幫助。

＊抑制血管新生作用

癌細胞所需要的養分，是一般正常細胞的2～10倍，當癌細胞發展到一定大小後，若要持續分裂增殖，就需要更多的營養和氧氣供給。此時，癌細胞會發出特殊信號，促使周圍的血管往自身不正常的繼續增生，以搶得更多養分。

台灣小分子褐藻醣膠在實驗中，明顯地會干擾癌細胞發送的訊號，進而抑制血管新生，阻斷癌細胞取得營養及氧氣的機會，達到抑制癌細胞的增生與擴散效果。

褐藻醣膠對各種發炎的調節

＊發炎是病原入侵的警報

當細菌或病毒穿越了第一道防線（皮膚、黏膜等），進入人體內部時，免疫細胞便會觸動警鈴，釋放組織胺，通知身體其他部份有外來的侵略者，並且啟動

褐藻醣膠Fucoidan減緩組織發炎反應

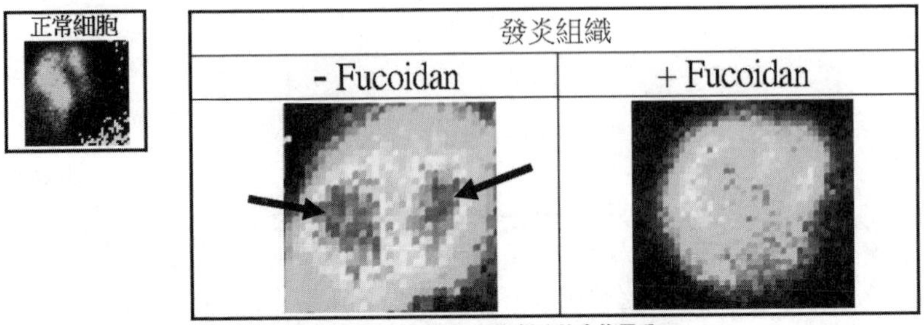

影像內 顏色愈偏 深紅 部位 表示 發炎反應 愈趨嚴重

資料來源：台灣產Fucoidan之動物實驗動物實驗

防禦機制，讓免疫系統把鎮暴部隊（白血球）送到戰場，與入侵的外敵展開一場廝殺！這就是發炎反應，人體局部出現的紅腫熱痛現象，便是這些防禦性物質造成的不舒服感覺。

＊急性發炎與慢性發炎

● 急性發炎(acute inflammatory)

急性發炎，是人體免疫系統對於病原入侵時，發動猛烈攻擊所產生的症狀。發炎不舒服的症狀，其實對人體具有保護作用，但是，這些戰場上攻擊的武器，會產生高氧化力自由基，不但對病原有殺傷力，對一般正常細胞的細胞膜、蛋白質、核酸等，也同樣具有破壞性。

因此，在戰爭結束後，免疫系統必須撤離這些鎮暴部隊，同時讓扮演清道夫的巨噬細胞清除死亡的病原菌、白血球，以促進被破壞的組織早日修復正常。

● 慢性發炎(chronic inflammatory)

過度或持續的發炎反應，稱作慢性發炎。當身體產生慢性發炎，我們自己可能渾然不知；如果發炎引起發輕微的疼痛時，許多人常會選擇服用鎮痛解熱劑以舒緩疼痛。但這種處理方式，會使身體逐漸忽視因發炎而送出的警訊。

一般來講，老年人比較容易產生全身性的慢性發炎，而慢性發炎與許多疾病的形成有密切的關係，例如：風濕性關節炎、氣喘、發炎性腸道疾病、糖尿病、動脈粥狀硬化、敗血症、癌症及阿茲海默氏症等。也因此，老年人得到這些疾病的機率就比年輕族群高很多。

褐藻醣膠調節發炎反應的功效，在許多國際研究論文上也一一發表，而「台灣小分子褐藻醣膠」經過實驗證實，對於人體發炎反應具有顯著的調節作用。

台灣的褐藻資源相當豐富，包括北部、東北角、恆春半島、東部沿岸海域，以及澎湖、綠島、蘭嶼附近都有分布。這些褐藻大都生長於岩岸的潮間帶及亞潮帶，種類約有86種之多。

經多年努力研究，由台灣沿海褐藻所萃取的小分子褐藻醣膠，不僅品質優良，經細胞及動物實驗，也證實了抑制腫瘤及調節發炎效果卓著。

健康多元獲利，我的褐藻醣膠食用經驗

褐藻醣膠是我近年才開始服用的營養保健品。在服用前，我慎重的研究許多科學驗證報告，也確認許多病患與癌友的使用案例，自己親身服用了半年多，確實感覺到褐藻醣膠的功效很令人驚喜。

我本身有糖尿病、高血壓、高血脂等現代人常見的三高症狀，自從食用褐藻醣膠半年後，對三高症狀就沒有再吃其他的藥來控制，驚奇的是，血糖指數從１９０左右下降至１４０；糖化血色素也從７．０左右下降至６．３；三酸甘油脂則是從３００多降至２００左右；血壓也從１７０～１８０下降至１３０。整個人感覺好輕鬆，連我許多門診病人都說「醫生，你的皮膚變得比較光亮！年輕許多！」

因為職業關係，每天的工作壓力，使得我的胃腸功能也不太好。我本身常有胃酸與腹脹的問題，又常反覆得到幽門桿菌。在１００年６月時曾做胃視鏡檢查，還發現胃底部有一顆約２公分長的像香菰的腫瘤，當時隨即用內視鏡手術處理掉，手術後胃酸與腹漲氣仍一直困擾著我。直到使用褐藻醣膠這半年來，這些症狀才逐漸的消失。

連我原本每２～３個月就會因為內痔而出血的現象，這半年也都沒有再出血過，而且便秘的情形也沒有了。因為新陳代謝變好，半年前我70公斤左右的體重，34寸的腰圍；現在一直維持在67公斤和33寸的腰圍，肚子上一圈油全沒了。

在沒有西醫藥控制，也沒有特別節食的情況下，我因為食用褐藻醣膠，不僅改善甚至是完全消除了身上多種慢性病，而且竟然還連帶的減肥了３公斤！

褐藻醣膠一般如果作為預防保養之用，建議服用量每日１～１．５公克即可；若是為求強化保養效果，則每日服用４公克。在飯前空腹時服用，吸收效果最佳。

另外，雖然褐藻醣膠是萃取自天然的海藻，但是要吃到品質純淨，以及達到特殊保健效果，卻不是一般日常生活中容易做到的。

1公克的褐藻醣膠來自1公斤的乾燥天然海藻。如果只是一般的保建需求，多吃海藻是不錯的。但如果是強化機能保養的需求，一天算起來要吃到好幾公斤的海藻，這就很難做到了。況且直接攝取天然海藻，還要擔心是否有高塩份及海域重金屬污染的問題，對於有需要調整體質，或積極改善其他病症的人，服用經過嚴格認證的萃取褐藻醣膠，既方便也安心。

坊間有許多保健產品，標榜含有高純度褐藻醣膠，並且宣稱具有各種效用。但是建議讀者，務必明確查證其來源，並確認該產品是否具有最基本的各項細胞及動物實驗結果，才能真正獲得預期的效果，而且避免品質不良的保健品，甚至是偽藥，造成身體更多的傷害。（台灣小分子褐藻醣膠輔助癌症治療，詳細說明請見附錄）

抗癌經驗關鍵筆記

紅酒多酚有助抗氧化與抑制癌症

自我得到癌症之後，戒除了經常飲酒的習慣，但是在睡前會小酌紅酒。這是因為我看到紅酒有助於抗癌的報導，因此得以保留下這小小的嗜好，讓癌症開刀後平淡如水的生活，也能保有一些生活樂趣。

每日小酌紅酒，與喝酒、酗酒是兩回事。品嚐紅酒，並非一般人所認為的飲酒惡習，從中文來看，紅酒、喝酒、酗酒的「酒」字看起來都一樣，但是在英文是不同的。紅酒的酒是由葡萄釀造成的水果酒，英文稱為「wine」，是歐美常見的日常生活飲料；至於喝酒、酗酒的「酒」是指「酒精」，英文稱為「alcohol」，喝了易上癮，喝多了會傷身。

葡萄酒是歐洲人普遍飲用的日常飲料，法國人尤其嗜好由紅葡萄釀成的紅酒，幾乎有隨餐飲用紅酒的習慣。在歐美地區，雖然普遍飲食上常用高油脂、高膽固醇的奶油、乳酪、肉類等，心血管疾病罹患率高，但是法國人在心血管疾病的罹病率及死亡率，在歐美國家中卻是最低的，癌症的罹患率也很低。世界衛生組織（ＷＨＯ）也在

1989年的世界心血管疾病控制系統報告中，證實法國人心臟病的發病率遠低於美國人及英國人，此一現象吸引了科學家的研究。

此現象後來解釋為：由於法國人葡萄酒飲用量是美國人的八倍以上，而紅酒正具有保護心血管的效用。

2000年7月美國北卡大學的Dr Minnie Holmes-McNary提出了紅酒防治心血管疾病的研究報告，發表在Journal of Cancer Research 期刊中。他指出**紅酒及紅葡萄之中的成份白藜蘆醇（resveratrol），具有兩種珍貴的保健作用：**

◎具有很強的抗氧化作用，能夠預防心血管病變。

◎具有抑制癌細胞的作用。

癌細胞中有一種NF-kappa B的蛋白，會抗拒並對抗化療作用，使癌細胞在化療中得以繼續存活。然而，白藜蘆醇能夠使這種基因關閉，讓癌細胞能夠很容易被化療藥物殺死。

現在有更多研究成果發現，白藜蘆醇（resveratrol）其實是屬於當前健康保健上一種熱門的「多酚」——紅酒多酚。

多酚是存在果實中的一種植物化合物，種類繁多，具有強大的抗氧化能力，在葡萄、茶類、紅酒、巧克力、橄欖、可可等食物中都存在，因此有葡萄多酚、茶多酚、紅酒多酚、巧克力多酚、橄欖多酚、可可多酚等稱呼。

紅酒中含有的多酚物質，包括沒食子酸、兒茶素、槲皮酮、原花青素、白藜蘆醇等，超過50種，是目前所發現抗氧化物種類最多、抗氧化範圍最廣的物質，無怪乎其抗氧化功能如此強。

紅酒能帶來好處，但它不免也含有酒精成分，如果飲用過量，也會對身體帶來傷害。因為酒精會破壞肝臟和腦部的組織，若有B型肝炎、肝臟問題或腦部問題的人，就不宜飲用。

在用量上，建議男性最好一天不要超過150c.c.，女性一天不要超過100c.c.，才能安全地享受到紅酒的好處。

台灣之光，山中珍寶——牛樟芝

在中醫典籍與古書裡，一定找不到牛樟芝的資料，因為流傳已久的中國醫書都是大陸方面的典籍，而這神奇的牛樟芝，是台灣所絕無僅有的珍奇。也就是說，台灣是全世界唯一生產牛樟芝的地方，因此世界其他國家，都沒有關於牛樟芝的文獻或研究。

台灣罹患肝病的人口比例幾乎居世界之冠，為了積極防治肝病，台灣也是唯一首創新生兒出生24小時之內，就要立即施打B型肝炎預防針的國家，這麼蒙受肝病威脅的台灣，養肝之寶牛樟芝，竟也唯獨生長於此，真令人不禁讚嘆奇妙的「天意」！牛樟芝就像是老天爺特別恩賜給台灣的靈丹妙藥。

何謂牛樟芝？它生於何處？

台灣高山原住民的祖傳藥方中，鮮紅燦橘的野生牛樟芝地位崇高，猶如祖靈和上天賜予的護族之寶，也被稱為「紅寶石」、「金紅」。當有族人需要解毒、醒酒、保肝、去熱、特殊急症時，原住民首選的妙用藥材就是野生牛樟芝。

三十幾年前曾有一平地人，來到山上喝小米酒喝到醉倒，後來喝了一碗樟芝茶之後，很短的時間內就回復清醒，而且沒有平常酒後宿醉頭疼的現象。這令人驚訝的特殊經驗，透過山下中醫師的臨床應用追蹤，以及有心人士收集了許多相似案例，再加上國科會龐大的學術研究資源投入，以科學角度及數據，證實了台灣牛樟芝確實功效不凡。

原住民海量般的飲酒習慣，造成許多人深受「酒精性肝病」之苦，據說原住民的祖先流傳下來的解酒護肝秘方，就是去深山採集牛樟芝，熬煮後飲下湯汁，族人的肝病幾乎因此痊癒。所以，牛樟芝對原住民來說，既是日常保健聖品，也是生病時不可或缺的藥材。

由於原住民同胞在生活和醫療上的普遍應用，才使得牛樟芝的功效逐漸被更多人發現，至今更成為醫界研發的新標的。尤其對台灣國病「肝癌」，以及女性疾病的頭號殺手「子宮頸癌」，牛樟芝似乎顯得特別有效，除此之外，運用牛樟芝在其他腫瘤、抗過敏、降血脂、降血糖上，也顯示出卓著的效果，由於療效珍貴、產量稀少，所以連牛樟芝賴以生長的「牛樟樹」同樣變得非常受保護，還被列為台灣特有的國寶級保育類樹種之一，甚至成為「山老鼠」（森林盜獵者）頭號盜墾的對象。身價不斐的牛樟芝，可譽為目前全世界最有價值的野生真菌。

台灣牛樟芝生長分布

北中南 四大生長區域	*桃園縣——復興鄉、角板山 *苗栗縣——南庄鄉、三灣鄉 *南投縣——竹山鎮、水里鄉 *高雄縣——六龜、寶來山區
生長期 每年6-10月	由於生長區域與生長期的條件特性，使得樟芝的人工培育相當不易，更使得它始終保持像鑽石般的身價。
不規則的 特殊外形	牛樟芝生長於牛樟樹的中空內部，具有強烈的樟樹香氣，菇體表面有呈版狀、鐘狀、馬蹄狀、塔狀等，周邊常有放射反卷，並向四周擴展生長，呈半圓形或不規則形。另外，牛樟芝生長外露的株叢也稱「子實體」，構造上沒有「柄」，是與其他蕈菌類明顯的差別。

養生治病的高功能極品

牛樟芝屬於非褶菌目、多孔科、多年生蕈菌類，學名為Antrodia cinnamomea（Zang & Su）。除了「樟芝」這個名稱外，尚有「樟菇」、「樟菰」、「樟窟內菰」、「牛樟菇」、「牛樟芝」、「紅樟」、「紅樟芝」等名稱。

牛樟芝為台灣特有種，僅在台灣高海拔山區生長，更只宿生在海拔450～2000公尺之間特有的牛樟樹（Cinnamo-mum kanehirai）之中，尤其是樹幹腐朽的心材內壁，或是枯死倒伏的牛樟樹材陰暗潮濕之表面，所以很不容易被發現，使得它的價格居高不下。因為是台灣獨有，而且連台灣本土的古籍醫書裡也鮮少記載，更增添了牛樟芝的神秘色彩。

品質優劣取決於培養方式

台灣獨有的牛樟芝，直到1990年才正式擁有拉丁學名Antrodia cinnamoea，獲得國際正式認定為台灣特有

牛樟芝人工培育法

生產類型	培育過程與品質差異
野生牛樟芝	野生的牛樟芝營養精華最高，但可說是有錢也買不到，買到不一定合法。民國100年，台東林務局林管處拍賣6公斤的牛樟芝創天價，成交價為355萬元，更顯出其稀珍程度。
野生菌木復育（野生子實體）	牛樟樹列為一級國寶，活的、枯倒的都不得買賣，林務局只能定期拍賣颱風天隨水流漂至出海口的流木，這時合法牛樟芝培育場就能夠參與標購，這是唯一合法取得牛樟木的管道。
椴木栽培法（子實體）	以牛樟樹椴木為培養基質，進行人工菌種的植入，控制環境溫度與溼度，耐心培育到生長出樟芝子實體，可獲得與野生牛樟芝相同的成份。此法培養成本稍高，但卻是目前最接近野生牛樟芝品質，而且又是合法買賣的產品。
固態培養法（紅色菌絲，類子實體）	將紅色菌絲體移植到太空包中培養，或是直接植菌，都可以使菌絲繼續成長，但因成長機轉不明，約三個月左右會停止生長，具孢囊但無扣子體，屬無性生殖，且無明顯完整的構造，其成份中多醣體與三萜類會因培養基的內容物而改變，穩定性不足。
液體發酵法（白色、紅色菌絲體）	在50噸不鏽鋼槽體進行 35噸液態培養，以菌種液體發酵，再收取生長出的菌絲體。培養時間短，8天後可得到紅色菌絲，收率可達 1.8%，其中多醣體含量在 8% 以上，含量會隨菌絲量增加而升高，可惜的是此法培育下，樟芝最重要的三萜類化合物含量較少。

種，並對此稀有物資展開功能性研究。

在台灣，不論民間還是醫界，牛樟芝的取得都不容易，有錢也買不到，買到了也不一定是真的。台東林管處難得拍賣牛樟菇，就曾經以6．2公斤賣了3百多萬元，價值等同高檔進口車！實在不是一般人買得起的價格。市面上充斥著所謂菌絲體牛樟芝，雖然花大錢購買，卻吃不到子實體才有的三萜類重要成分。購買牛樟芝一定要審慎選購，以免花了冤枉錢，更怕賠上健康，延誤病情。

在醫界、學術界與政府積極的推動下，牛樟芝的培養技術日益進步與成熟，目前透過人工培育的方式，才能合法、安全取得最佳品質的牛樟芝。

就培養方式來分類，主要可分為三大類：「液態發酵菌絲體」、「固態培養菌絲體」、「牛樟椴木培養子實體」。經由專業檢驗可以確知，以牛樟椴木培養出來的牛樟芝子實體評價最高，透過一貫化作業，從植菌、培育、採收、生產、檢驗、配製，最能確實掌握品質，營養精華也最接近野生採收的牛樟芝。

牛樟芝的整體醫療用途

牛樟芝之所以珍貴，不只是因為稀有獨特，更因為它凌越許多藥物和食材的精華成分，能帶給人體絕處逢生般的明顯幫助。以下八大項為牛樟芝最具代表性的功能特色：

修復肝臟

肝臟是人體內最重要的解毒器官，它負責排除及中和血液裡的毒素、藥物、尼古丁等。研究實驗中發現，牛樟芝所含有的多醣體及三萜類成分，不僅可以強化肝藏，甚至能大幅提高人體的免疫功能，進而抑制肝癌細胞的增生。這也可以解釋為何許多原住民喜好飲酒，肝病嚴重，在醫院屢治無效後，卻因為食用牛樟芝而獲得改善。牛樟芝對人體肝臟機能的修護，確實有非常明顯的助益。

增強免疫力

各種家常菇類食材也都含有多醣體，只是成份含量的多寡不同，以及多醣體構造上各別有微小的差異。多醣體最主要的功效，即是可以刺激免疫系統，產生細胞激素，甚至能增強巨噬細胞吞噬病毒的能力。牛樟芝含有超過其他菇蕈類的豐富多醣體，對人體保健和損傷修復很有幫助。

解毒與排毒

早期的原住民都會隨身攜帶牛樟芝，一方面怕自己不慎在外吃錯東西導致中毒，一方面亦可隨時幫助他人。牛樟芝被視為非常有效的解毒劑，舉凡食物中毒、腹瀉、嘔吐、農藥中毒等都有顯著效果。

解酒、緩解宿醉

根據統計，每年原住民因飲酒過量，導致肝病死亡的機率一直很高，長期飲酒的宿醉也一直困擾著原住民，畢竟宿醉的經驗令人相當難受，而食用牛樟芝可減少酒精性肝病對肝臟的損害，也能有效解酒、消除宿醉的不適。但這不表示身邊有牛樟芝就能大肆的飲酒，這是非常錯誤的觀念。

消炎、抗過敏

依研究顯示，牛樟芝是非常有效的抗發炎良方。喝酒引起酒疹的徵狀，牛樟芝也有著極佳的功效，當出現酒疹時，將牛樟芝截取一小片放入口中含著，或加水烹煮取

牛樟芝子實體可抑制之癌種

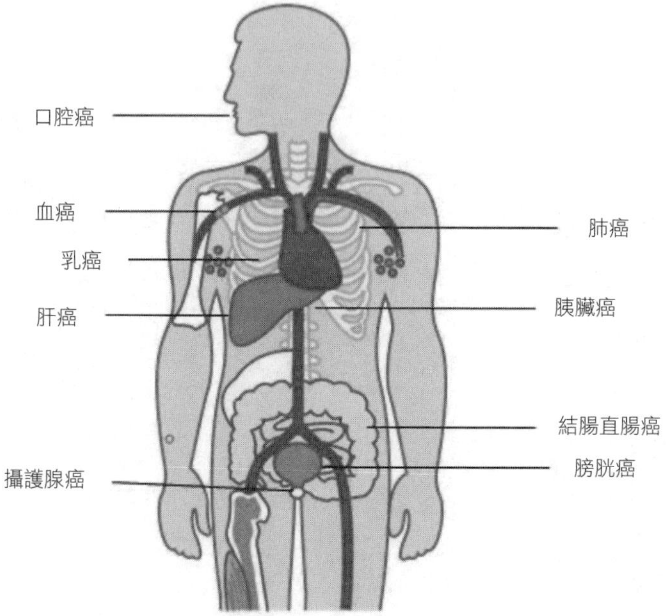

其液體食用，約莫一小時左右，就可將酒疹完全改善。

延緩老化

牛樟芝含有豐富的樟菇酸A（三萜類中的一種），除了對於抑制血癌細胞毒素的活性有良好的作用外，也具有淨化血液、降低膽固醇、清除血中脂肪等作用，對於皮膚上的青春痘、老人斑、黑斑等亦可消除。

再加上牛樟芝可以解毒的特性，因而能排除人體內因環境污染、煙害、農藥殘留等因素所累積的後遺症，並降低自由基對人體的傷害程度。不僅有助於促進體內細胞的活化，更能加強新陳代謝的能力，進而達到改善體質的作用。

牛樟芝整體藥理功效分析

運用層面	功能作用
養生保健	＊保護肝臟機能 ＊預防組織氨釋放，強化免疫系統功能，預防過敏 ＊預防血栓症，避免引起中風等疾病 ＊穩定紅血球膜，促進肺部循環 ＊預防感染性疾病 ＊維持或提高性能力 ＊延緩老化，促進新陳代謝
緩解修復	＊解酒，降低宿醉引起的噁心、頭痛等不適症狀 ＊減緩高血壓病患使用降壓劑之副作用 ＊防治食物中毒引起的腹瀉、腹痛症狀 ＊強化胃腸消化系統 ＊清涼解毒，改善口乾舌燥現象 ＊祛風行氣，活血化瘀 ＊溫中消積、消腫 ＊抗自由基、防止和改善細胞組織異常或異變
積極療效	＊鎮靜、止痛 ＊抗菌、抗病毒 ＊抗癌、阻止癌細胞轉移，並可減緩癌症劇痛症狀 ＊降血糖、維護胰臟功能，預防或延緩糖尿病惡化 ＊降血脂、膽固醇，預防或改善心血管疾病 ＊止癢作用，特別是因感染或藥物引起的狠癢 ＊改善婦科疼痛或失調問題 ＊改善副腎皮質，維持體內各種荷爾蒙的平衡

再者，牛樟芝亦可幫助減肥與體質調整！一旦長期食用牛樟芝後，它會根據你體內各項的身體機能，發揮其調和的功效、加以平衡，像是降低人體內的膽固醇、血脂肪及三酸甘油脂，對現代人來說，無疑是擺脫各種慢性病的利器。

婦科問題

女性內部生理機能掌握著女性的青春密碼。許多女性或多或少有生理不適的經驗，輕則覺得腹部有些微的脹痛感，嚴重者會在床上打滾、全身冒冷汗，甚至休克。

這類症狀一般都不建議服用止痛藥，長期食用牛樟芝可以發揮止痛療效，若有月事不順的患者，長期食用牛樟芝後，可以明顯感受到月事困擾大為改善，女性常有的腰痛、頭痛等問題，一樣會有明顯的好轉。

防癌、抗癌

牛樟芝所含的三萜類、多醣體、腺苷等，其抗癌之精華含量確實非常高，這不僅是醫學研究的重大突破，也最振奮人心的新希望，除了能用於一般的疾病治療或日常保健之外，它更正式擔負起抗癌尖兵的角色，用於預防、治療腫瘤，並能防止癌細胞擴散及轉移，特別是肝癌以及子宮癌方面效果卓著。

除此之外，牛樟芝還可以治療胃脘疼痛、腹瀉嘔吐、食物中毒、毒菇中毒、糖尿病、腎臟炎、尿蛋白過高、尿毒症、肝硬化、肝癌、流行性感冒、中毒、暈車等許多疑難雜症。

如何選擇高品質牛樟芝？

牛樟芝是上天送給台灣人的禮物，然而市面上雜木培養的樟芝產品充斥，甚至有人以假亂真，讓我有一種特別的使命感，想積極尋找「來源合法且高品質」的牛樟芝，一方面自己能安心用來保養身體，另一方面，又能放心的推薦給需要的人，對於摯愛關懷的家人、親友、患者都能多盡一份心力！

市面上各種牛樟芝來源不明，老王賣瓜自賣自誇的情況下，民眾的荷包和健康無疑是陷入險境。因此，在這裡特別介紹有關牛樟芝品質的專業辨識檢測，以及最新科技的萃取技術如何提升人體吸收效果，相信你會對於牛樟芝的功能更具信心，並且知道該如何聰明的選對產品。

高壓液相層析儀（HPLC）

消費者常買到來路不明的牛樟芝產品，花錢事小，延誤親人的病情，才是心中最深的痛。我很能體會這種處境和心情，所以下定決心，要多方面收集資料，幫助自己以及相信我的患者，儘量找到品質可以信賴的牛樟芝來源。

高科技的「高壓液相層析儀（HPLC）」可用來判別牛樟芝的品質，此儀器能詳細分析辨別牛樟芝子實體的優劣及成分含量，並且與最高等級的野生種作比對，好貨或冒牌貨立顯立判，無所遁形。

透過此高壓液相層析儀，也清楚可見野生樟芝與牛樟椴木培養的樟芝，二者的HPLC成分圖譜其實很相近；而用雜木（香樟、香衫、相思木等）所培養的樟芝就差多了；固態培養的類子實體更是比不上。

精華萃取技術再升級

有一天我翻閱雜誌時，發現一篇令我眼睛一亮的文章《牛樟芝精萃技術再升級》，讓我對牛樟芝的應用又有了一番新的視野。原來，牛樟芝可以用二氧化碳超臨界萃取技術，將低極性少溶於水的三萜類等活性成分萃取出來，並且再以1970年丹麥人發明的「滴丸」舌下吸收劑型，製成牛樟芝子實體滴丸產品，如此製程可以提高3倍以上生體可用率。

這對需要牛樟芝的人而言是一項大好消息，因為，藉由專業人員先鑑定了真正的牛樟芝子實體，然後幫我們開發了更佳的萃取方法及新劑型，如果服用的效果和食用的價格，能夠比我們現在買野生或牛樟椴木培養的子實體更便宜，那就太有福氣了！因此，我也深入了解「二氧化碳超臨界萃取技術」及「滴丸劑型」究竟有何特性，在此與諸位分享，提供更充分的資訊，讓讀者更快速了解目前最高效能的樟芝產品。

超臨界二氧化碳萃取技術（SFE）

1.何謂超臨界流體

從高壓馬達與耐壓容器的發明結合，促使物理學家與科學家能在高壓常溫下研究二氧化碳的性質。在室溫時，二氧化碳是無色無味的氣體，並具備氣體、液體、固體三相，此即所謂的「超臨界流體」，當流體的壓力與溫度到達某一特定點時（溫度Tc＝31.2℃，壓力Pc＝72.1 bar），氣相、液相的密度在此刻會趨於相同，並在此狀態下合併為一均勻的超臨界狀態，此狀態的超流體，具有極其優異的高溶解力與高滲透性之特質。

2.無氧化、無污染、無有機溶劑的新萃術

超臨界流體分離技術為世界最新的萃取技術，無氧化、無污染、無有機溶劑，正因為超臨界流體有如此的萃取優勢，以致於能夠被運用在困難度極高的天然物質萃取與純化工作。

此技術可以在常溫下，將所需要的精華準確萃取出來，並且不會與萃取的天然物質起化學變化或反應；被施予萃取的物質，也能夠完整的保留其活性；在萃取後恢復期，只需常溫與常壓狀態下，二氧化碳即能完全的揮發掉，達到迅速濃縮的效果，而

且不會有溶劑在萃取過程中殘留的問題。

此法用於一些珍貴或敏感物質的萃取更能顯出價值，例如：薏仁，此技術可將薏仁中的有效成份薏苡酯精準的萃取出來。醫學研究報告指出，薏仁萃取物對肺癌細胞、大腸癌細胞能有效抑制成長，並有促進其自然凋亡的明確現象，對於肺癌、大腸癌的預防，以及正規醫療的輔助貢獻卓著，可大幅提升病患的生活品質與生命尊嚴。

如果能將此萃取運用在各種藥品的純化，則能有效去除藥品合成時的有機溶劑，同時提升藥品的功效，可說是一兼二顧，療能升級。

3.比酒萃更能完整萃出有效成份

全國第一台超高壓（１０００Bar）超臨界流體萃取設備為奧地利進口，卓越的超臨界流體（Supercritical Fluid）萃取技術，能用來萃取植物、天然物中特定的成份，當然也能完整萃取出牛樟芝內有效的脂溶性成份。

超臨界流體萃取技術，主要是利用流體在超臨界狀態時具有高擴散性、密度大、粘度小、優良的傳質特性而成功開發的，具有萃取率高、產品純度好、流程簡單、能耗低等優點。同時，超臨界萃取系統為密閉式，全製程溫度低，可大量保存對熱不穩定及易氧化的揮發性成分，為當今最先進的技術方法。

目前牛樟芝有許多解析出的成分，就是透過此高科技技術，若是以過去使用的傳

萃取技術比一比

萃取技術	萃取時間	萃取率	營養性	萃取溫度	品質穩定度	缺點
超臨界CO_2	短	高	完整保留(可單一成分萃取)	低(31℃)	高	無
傳統溶劑	長	低	高溫破壞	高溫	低	溶劑殘留

統方法，其實是無法萃取出來的。

4.趨近100%的濃縮與純化

超臨界SFE-CO_2萃取技術是營養補充品和醫藥的升級利器，也為難度頗高的中草藥精華提取和分離提供了最先進的方法。

牛樟芝子實體藉由超臨界二氧化碳萃取技術，可使有效成份三萜類高倍濃縮，順利萃取製做成滴丸劑型，讓食用者完整攝取到牛樟芝的主要抗癌及抗發炎成份。此類產品就品質管控面來說，趨近完美的優點包括以下幾項：

＊沒有重金屬及農藥、有機溶劑殘餘

＊萃取媒介為液態CO_2，所以無有機溶劑、重金屬、農藥、廢氣、廢水殘留的問題

＊為常溫萃取（31℃）營養素能完整保留

＊萃取過程完全無氧參與，可確保有效物質不會被氧化成有害物質

＊可提高單位有效物質被吸收率達20至50倍

＊品質穩定性佳

＊從原料到成品100%完全利用

＊可完全萃取出牛樟芝子實體的三萜類脂溶性有效成分，並且再現其效能

提高人體吸收速度的新劑型——滴丸

超臨界二氧化碳萃取法，主要是將牛樟芝的有效成分三萜類群萃出，並濃縮純化為一般水萃法的20倍之高。作法上是以自動滴定儀器，迅速並準確的製作出每顆25mg的滴丸型態，透過舌下含食，經過唾液接觸後迅速溶化，並經由口腔粘膜及舌下微靜脈吸收，直接進入血液循環系統發揮作用。

「滴丸」劑型具有以下諸多優勢與便利性：

1. **三效**——高效、速效、長效
2. **三小**——毒性小、不良反應小、劑量小
3. **五便利**——生產方便、貯存方便、運輸方便、攜帶方便、使用方便

這些優勢對於多病且繁忙的現代人來說，確實是非常受用的優點，可預見「滴丸劑型」在未來必具有無限寬廣的發展空間和應用前景，並能使各種醫藥治療更顯效能。

舌下吸收的滴丸劑型

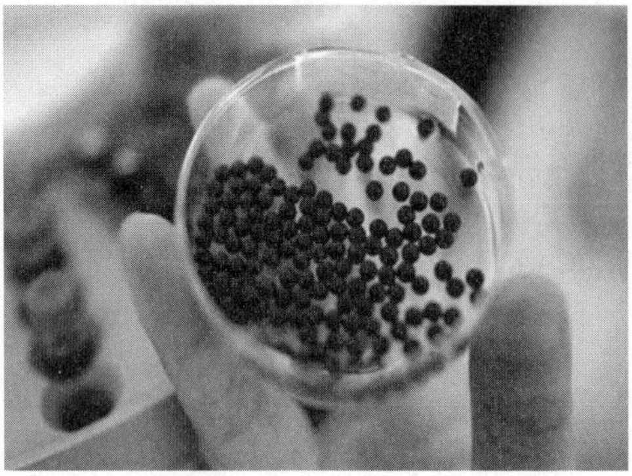

認真看待你身體的訊息

失控的身體多來自食物鏈

孩童成長中的營養相當重要，現代許多孩子甚至是成人，從小就常食用可樂、薯條、炸雞、鹹酥雞、精緻糕點等，身體內的營養素不均衡，加上這些垃圾食物烹煮的過程，幾乎都是高溫油炸而得，食材在成為盤中飧前的飼養過程，又被施予大量的生長激素（加快生長速度）、抗生素（減少感染），甚至養殖這些牲畜的食物（如玉米）也是基因改造食品，其中天然糧草的比例少，種植時又施予農藥與除草劑，加上土壤長期被人類污染破壞……，這些負擔都會經過食物鏈的方式，將養殖過程中的所有人工負擔，都加注在食用者身上。

如果成人的身體是這樣養大的，除了免不了一身是病，對下一代來說，無異也是各種毒性的繼承。尤其母體的健康是很重要的，孕育嬰兒的母體如果長期食用有害食物，添加許多化學物質、抗生素或生長激素，日積月累殘留在體內，當胎兒在悄悄攝取母體給予養份的同時，母體內的有害物質也透過臍帶直接輸送給胎兒，這正是為什麼現在敏感體質或先天缺陷的嬰兒數量激增的主因。

「食」在危險的致癌因子

住在台灣這個寶島，食、衣、住、行樣樣便利，尤其是「食」的便利，更是令許多外國人驚豔「台灣真是個美食天堂！」然而，美食的背後，隱藏許多消費者不知的危險，像美味的炸雞，是回鍋油一直重複炸的高溫油脂毒物，經過不斷重複的高溫回炸，這些油脂已經產生許多你無法想像的有害毒素，而便宜的炸雞，更是養殖業者注射生長激素的傑作。

現代普見的慢性病與文明的發展，其實是劃上等號的，有許多的疾病因素，都是自飲食經年累月造成身體的負擔，加工與再製的食物、精緻的飲食、油炸或油脂過高的食物、偏食等習慣，使得身體腸、胃在吸收、消化的過程飽受負擔，食物在烹煮或養殖的過程產生的毒素，人體的二大解毒器官肝、腎也必須共同承擔，長期下來，血管硬化、血液濃稠、血壓逐年升高、慢性病上身、服用西藥……，好像都成了例行公事，病越多，藥也吃越多，如此更加重肝、腎的負擔，導致洗腎與肝病患者每年以倍數成長。

既然知道民以食為天，萬病又都是從口而入，那麼追求身體健康，也務必先改變飲食觀念，從「輕食淡飲」開始做起。尤其罹患癌症已不再是老人專屬病，這幾年台灣的食物危機四伏，著實令人處在驚恐中不知如何是好。

一直不斷吃進肚子裡的食物，只要一個不小心，都可能引起健康的危機，小則上吐下瀉，大至危害性命都有可能，生長激素過多的肉品，精緻的高點和飲料，還會造成發育中的孩童高血壓、性早熟、腫瘤與致癌，對於體力日衰的成年人、老年人的危害更不在話下。所以，不論烹調食物的廚師，還是負責家人飲食的家長，都需要小心挑選食材，規劃健康的菜單，確定家人存進體內的是營養素，而不是毒素。

另外，高齡生育的風氣下，許多婦女生育的過程，經常需要各種醫療技術和檢測儀器的輔助，相對的，在如此條件中孕育出來的孩子，就會增加罹癌的風險，癌症患者的年齡層逐年下降已是明顯的事實。

我常對這些年輕幼小的病患內心充滿許多不捨，衷心希望這些小鬪士可以快些脫離病痛的折磨。而父母責任重大，想讓孩子「快樂的」成長，並不等於讓孩子隨意選擇自己愛吃的食物，畢竟健康問題，是不能有任何妥協和折讓的。

善待自己一生，天然純淨的飲食與生活

如果連自己的一張小嘴都管不好，如何期待整個龐大的身體能健康呢？

書中我一直倡導天然蔬食與規律的運動，因為自己的身體其實就是最好的醫生。老天爺在造人的時候，就幫人體建構好了免疫系統，你的生活作息與飲食，就是你免疫系統的重要樞紐。但是，人往往都要等到生病了，才會注意自己對身體太過苛刻，

老是壓榨自己的健康到最後一秒才入睡，老是等到痛到不行才肯休息，等到百病纏身才說要吃清淡、要吃素。

凡病都有前兆。當你身體出現疲勞或容易感冒、頭痛的症狀，就是在警告你已過度使用身體、過度吃進太多「垃圾」食物，或是運動不足、壓力沒有及時抒解。

食物和情緒，都會影響消化代謝的功能，前者對身體產生負擔，後者對腦部與精神產生壓力，這兩者都是超級致癌因子。近年來罹患大腸癌的人數也增加，多數都是因為腸道無法順利消化與吸收，初期輕則消化不良，再者便秘腹瀉，重則腸瘜肉、腸沾黏等腸部病變一一而生，癌細胞也會在污穢毒性的體內蠢蠢欲動。

居家清潔衛生的維持，也是不容偷懶的家事。放眼大環境的汙染已變得比十年前更加惡劣，家庭是最後的堡壘，是飲食和睡眠起居的重地，至少要能進行高規格的自我保護。尤其台灣氣候溼熱，加上人口稠密，黴菌、病毒量多得驚人，這些都與罹病和罹癌脫不了關係。如果你以為用化學清潔劑能過無菌的生活，那就大錯特錯了，那會讓自己的家變成一個更大的毒窟。

無論在食、衣、住、行各方面，環保、無毒、有機的取向，無疑是現代人必須走的路。

想想看自己都用什麼方式呵護孩子？即使你是單身，至少也看過聽過為人父母那種求好心切的「父母經」吧，為孩子慎選食材來做副食品，精心設計營養均衡的菜單，限制孩子的零食量，常帶他們去公園或野外活動筋骨、曬曬太陽，不厭其煩的叮嚀孩子每天要多喝水、不惜扮黑臉強迫孩子吃蔬菜、水果……，請你也用這樣的心來善待自己，堅持過天然、純淨的生活，這樣才能和家人一路健康到老。

老當益壯不是夢，人老未必多病

八、九十歲健步如飛，百歲人瑞天天下田工作，這些真人實據並不在少數。人會老，但老了不一定就得彎腰駝背、病懨懨的，這要看你長期以來給自己的儲蓄──健康存摺。

保養身體是年輕時就要重視的課題，如同汽機車每隔一段時間，都需要更新機油或零件一樣，如此才能確保車子行進間的順利運作。當你每天進食，就是在補充身體的燃料，但是，人畢竟不是機器，任憑醫學科技如何進步，身體的器官也不可能輕易摘除或更新，所以，保養身體、延緩機能老化，是非常具有難度，又必須持之以恆的事。

尤其當身體吸收的食物轉換成燃料，一方面供應人體所需的能量，同時也會產生許多廢棄物，加上吃錯食物、服用藥物，逐漸累積在身體內部的毒素，很多負擔隨著年齡增長，勢必造成臟腑器官功能逐漸下降。

雖然老化是必然的趨勢，但是，這條老化曲線其實是可以延緩、拉長的，本書倡導「整合式醫療」、「無副作用輔助療法」、「驗證通過的營養補充品」、「自癒能力鍛鍊」的目的，不只是對預防癌症、打擊癌症有效果，其中蘊含的生活態度與觀念，對於任何年齡層來說，都是非常重要的生活準則，請大家務必把這些知識化為行動，一天一天確實的存進自己的健康存摺中。

牛樟芝滴丸食用效果見證

誠如前面所介紹的，牛樟芝是世界奇珍、台灣之光，更實際的價值是癌友之寶。雖然牛樟芝的奇蹟效果時有所聞，但無論是紅景天、野生沙棘、SOD、核藻醣膠或牛樟芝，都是輔助療法中的一部份，不可本末倒置的單獨寄望在一個方劑上。

尤其確定罹癌的患者，以醫師的專業觀點來看，最有利的方法還是我前面所闡述的「整合式療法」，即以正規醫療為主，再配合以牛樟芝或其他保健品為輔，同時要改善自己不當的生活及飲食習慣，家人親友的支持（包含精神及經濟），也是讓癌友重獲健康的重要關鍵。

牛樟芝也像我前述所介紹的其他輔助品一樣，對於疾病和癌症有明確的效果，在此介紹一些實際應用案例使大家更加了解。我也熱切盼望，培育生產超臨界萃取的牛樟芝滴丸廠商，能夠透明化的讓需要使用的人去現場參觀，並於現場詢問相關的疑問，這對於患者健康和醫學發展都是莫大的貢獻。

〈案例一〉女性，陳黃〇治，C肝患者

我在16年前由彰基醫師判斷可能因開刀而感染C肝，GOT、GPT都高達200以上，已是肝癌、肝硬化的高危險群。99年底開始進行治療，干擾素施打療程共計6個月，每周一次，過程當中像重感冒一樣痛苦：頭暈、噁心、缺血、虛弱、全身無力。最慘的是有一次半夜起身上廁所，竟在廁所暈倒，隔天醒來時，身上盡是污穢的排洩物。

長年自己獨居在彰化，心裡很害怕，心想會不會哪一天暈倒，一直到傳出屍臭味，親朋好友才在新聞上看到：又一獨居老人慘劇。我到底是死於治療，還是死於肝病呢？愛面子的我馬上在1個多月後決定放棄治療。

101年初我開始食用超臨界萃取的牛樟芝滴丸，食用初期，早晚服用5顆牛樟芝滴丸，可能因年紀較大，加上身體屬於體弱多病型，所以前半個月出現「瞑眩反應」（好轉反應），頭暈到天旋地轉、無法下床，不過半個月後奇蹟出現了，所有的反應症狀突然消失，身體的細胞像活化一般通體舒暢。

回想過去5年多來，除了大病之苦，身上也無處不酸痛，現在竟然不翼而飛！我繼續食用4個月後，連胃食道逆流也痊癒。有一次跌倒，腳趾腫脹劇痛，心中馬上想到牛樟芝這個救命良方——超臨界萃取的牛樟芝滴丸，它的濃度高，可以強效消炎止痛，所以服用後也順利消腫。今年5月份，再次健康檢查，ＧＯＴ、ＧＰＴ已從１０７、１１６下降為30、38，在沒有所謂專門藥物的控制下，肝功能指數都恢復正常了。

〈案例二〉男性，翁○成，鼻咽癌三期

時光追溯到２００９年11月左右，我從事的印刷事業發展迅速，擴大營業並進行遷廠運作，當時所承受的壓力過大，身體開始出了變化，但是我不以為意，對於前額左上方感到有血液跳動的感覺，我也置之不理。直到漸漸的，我感覺到額頭開始出現輕微如電擊般的刺痛，我仍因為工作繁忙沒有去探究原因。

２０１０年３月頸部兩側淋巴突然腫大，我開始產生不安的心情，同時趕緊去找耳鼻喉科醫師討論，但是當時那位醫師不覺得嚴重，就開了處方藥給我服用。時間過了一個月仍未消腫，這時我更不安的再去找醫生，他建議我到大醫院做較徹底的檢查，所以當下開了轉診單給我，我立即前往亞東醫院看診，醫師以內視鏡觀察未果，但覺得病況不尋常，所以安排進一步的檢查。

可怕的惡夢來臨，同年5月醫生宣佈我罹患鼻咽癌第三期，同時要求我立即就醫

治療，當時我的三叉神經痛也開始發作，如電擊狀的刺痛。７月份我轉診至台大醫院進行治療，同時會診神經科的醫生，但是所得到的答案都不明確，經過兩個月的化學和放射線治療後回家休養，神經痛的感覺有緩和的現象。

定期回診，持續追蹤，直到２０１１年10月，我的三叉神經痛又開始發作，一次比一次更激烈，痛的感覺也漸漸加劇。那年的冬天不好捱，我痛到無法洗臉，心情沮喪，失落、不安、惶恐像狂風般襲捲而來，同時我也到處尋求醫療方法，包括新光醫院、中醫針灸、低周波電療都嘗試過，仍無法改善。

此時妻子的心情更是難過，我也不知該如何，只能不斷的向家裡神明祈求渡過此難關。２０１２年２月22日，是我人生面臨疾病摧殘的大轉機，因為聽說牛樟芝對癌症有幫助，也利於正規醫療的治療成效，所以我開始食用超臨界萃取的牛樟芝滴丸，並完全遵照指示服用，果然食用後很快就感覺到發炎症狀有所改善，更重要的是緩解了劇烈的疼痛，這神奇的功效在我食用滴丸的第二天就發生了。

第三天開始，疼痛的間隔變得更長，發作疼痛的時間也縮短了。我充滿信心很積極並規律的繼續含食牛樟芝滴丸，２月29日病症處不會再自動發作或產生疼痛，３月５日我可以自行碰觸病症處，漸漸的，也可以任意的觸摸臉部其他部分的肌膚，都不會有任何疼痛或不適的感覺，更令我欣慰的是，我已不會再不由自主的抽痛或劇烈疼痛了。

〈案例三〉男性，黃〇祥，肝腫瘤

以前就曾聽說牛樟芝的好處，總覺得離我好遙遠，應該用不到吧。直到親身體驗才更能體會箇中奧妙。

２０１２年年初四，一個令我永難忘懷的日子，以前就罹患有Ｃ肝病史的我竟然出現高燒不退，全身痛苦難耐，當下家人立刻將我送醫救治，就在醫院經過一連串的身體檢查後，平時都無病無痛的身體，被檢查出在肝臟有顆４～５公分的腫瘤，尚未能確定是良性還是惡性的。就這樣懷著忐忑不安的心，在家人的建議下轉診肝膽腸胃科接受進一步的檢查，此時醫師的診斷是令人害怕的肝腫瘤，全家陷入恐慌之中，當下我立即開始食用超臨界萃取的牛樟芝滴丸，遵照教導一天一瓶，心想牛樟芝的抗癌護肝功效在台灣是眾所皆知的，就這樣連續食用二週後再度回診，醫師告訴我肝腫瘤有變小，真令我不敢置信。

懷著喜悅的心，我更認真不間斷的連續每天一瓶來服用，在這期間，明顯感覺精神、體力都很好，一點都不像是個病人，食用的第三個月回醫院檢查時，醫生竟然說已經找不到肝腫瘤了，無法相信的不是我，而是醫師。為了慎重起見，醫生又安排我再一次接受檢查，檢驗報告中依然顯示肝腫瘤不見了，讓我免於一場化療的折磨。

〈案例四〉吳○蘭，53歲，乳癌第三期

101年8月在沒有任何預警的情況下，醫師診斷出我罹患乳癌第三期，在我的左胸有個5公分的腫瘤，當下有如五雷轟頂般霎時失去了方寸，無助、害怕、恐懼、抗拒、逃避、懊惱、憎恨悄悄的佔據我的腦海。

不能逃避！理智的告訴自己要堅強，於是我又到台大醫院再次進行更進一步的檢查，但是結果並沒有改變，而且病情不樂觀，醫生還告知我必須連卵巢都一併切除，當月隨即進行台大醫院安排的第一次化療。以前常聽人家說做化療很痛苦，現在終於體會什麼叫不由自主的暈眩、身體疲倦感像海浪般一波波向我侵襲。

說實話，當下的我無助感很深，因為連醫生都不敢說我的進展會有多大，強大的化學療法會降低與破壞人體的免疫系統，接受化療對抗癌細胞的同時，也在強力的破壞人體的正常細胞，我也明白了為什麼許多癌症病患到最後，會因為化療副作用太痛苦而放棄治療，亦或者是身體過度虛弱而死於併發症的人也不在少數。

過去早就聽聞牛樟芝對原住民的抗癌功效，但是野生的牛樟芝動輒數十萬元，更遑論買到的是真品還是贗貨，有朋友推薦科技化培養與生產的牛樟芝產品，為了爭取一線生機，8月底我立即開始食用牛樟芝滴丸，每天固定食用1．5瓶，想到就含食

滴丸，天天不間斷的食用，只覺得精神跟體力逐漸變好，不再整天疲累不堪。

9月14日又到了我複診的時間，驚喜的事情發生了，醫生告訴我腫瘤變成只有2公分，10月的檢查報告顯示腫瘤只有1．5公分，醫生不可思議的看著我，不加思索的我立即告訴他：「我在吃牛樟芝」，他很肯定的要我繼續服用，讓我更確定了牛樟芝的功效。

感謝科技的進步，讓我們能直接食用到牛樟芝最有效的精華，這對於身陷癌症苦難的患者真是開闢了一條生路，讓我們的身體更有條件去接受正規的醫療，恢復的也會比較快。現在的我，很有信心面對抗癌的成果，因為我有最好的牛樟芝！

食用牛樟芝可能會有的「瞑眩反應」

何謂「瞑眩反應」？瞑眩反應其實是一種好轉反應，在中醫或食物療法中，呈現出來的是一種暫時性的現象，很多人都將它視為是一種副作用、不好的反應，因而停止食用，造成前功盡棄，非常可惜。中醫有一種說法「不起瞑眩，症狀不癒」。所以，在此特別說明這個症狀，避免再有人因誤解而放棄好轉的機會。

瞑眩反應通常為期3～7天，但會因個人生活習慣、年齡、食用量、病情、體質、健康狀況不同而有所差異，也有人會持續1～2星期以上，這顯示身體本身的情況相當不好。瞑眩反應顯現的徵狀很多元化，但通常不會同時發生，而是逐漸在身體不同的部位發生。

一般人體質若呈酸性血液混濁時，就容易導致身體器官產生病變，癌細胞也喜歡酸性環境，所以身體要維持鹼性就顯得很重要了。想要由酸性轉成鹼性，體內必需進行所謂排毒的作用，排毒的同時，會產生各種不同的症狀與反應，這種反應我們就稱為「瞑眩反應」，只要渡過此反應期，整個人會感到很輕鬆，很有精神。

食用牛樟芝後的瞑眩反應，是一種身體開始好轉的訊號，不同病症患者食用牛樟芝後會產生程度不同的反應，一般來說，過敏體質與化學藥品過份攝取者，比較容易

瞑眩反應與身體條件之關係

患者身體條件	瞑眩反應徵狀
酸性體質	嗜睡、疲倦、口渴、尿意增多、常放屁
過敏體質或化學藥品攝取過多	出現蕁麻疹、腹瀉、發燒、耳鳴、排泄物增加
呼吸道與肺部不健康者	胸緊、呼吸急促、咳嗽、痰多
腸胃不健康者	腸胃絞痛、冒冷汗、放屁、腹瀉、脹氣、嘔吐、臉色發白
肝臟不健康者	昏睡、嘔吐、皮膚癢、腹痛、失眠
腎臟不健康者	腰部疼痛、水腫、疲倦、精神不振、血壓增高、排尿量增加
心臟不健康者	臉色發白、冒冷汗、血壓下降、胸悶、心絞痛、昏眩、心跳加快、發燒
糖尿病患者	口渴、皮膚發癢、身體輕微浮腫、血糖會突然升高
高血壓患者	頭痛、暈眩、失眠、心跳加快、血壓升高
低血壓患者	暈眩、頭痛、心跳加快
貧血患者	冒冷汗、暈眩、四肢疼痛、輕微鼻血
鼻病患者	鼻涕變黃變濃
眼疾患者	流眼淚、眼睛易乾、視力模糊、眼白帶血絲
婦女病患者	分泌物增加、經期混亂（食用當月來兩次或不來，屬於生理期除舊佈新之淘汰現象）
風濕病患者	身體僵硬、關節疼痛、腫脹、疲倦、發燒
痔瘡患者	會突然呈現出血現象

出現較明顯的反應。若身體可以忍受此現象，請務必再繼續食用，會逐漸好轉並減輕症狀；如果反應過大者，建議先減輕食用劑量，待適應後再漸進增加劑量即可。

瞑眩反應只是一種暫時性的現象，呈現此種症狀的時候正是好轉的開始，過一段時間，它自然會消失或減輕，在體力許可的情況下，請務必堅持下去。

part 5

聰明抗癌

贏在「健康科技管理」

過去一直沒有做好自我健康管理，
才會讓自己在人生的中場，一連生了幾場大病。
但是，醫藥專業知識告訴我：
如果放棄自己，只會帶來更多的痛苦，還會牽累家人。
所以我從三次罹癌中領悟到：
身體是自己的，自己的健康要靠自己來照顧。
趁早做好保養與管理，才能避免小病成災。

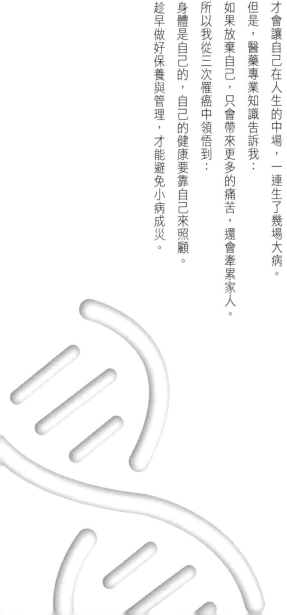

＊＊＊

「健康管理」這個觀念，乍看之下好像不是什麼療癒治病的方法，但是，它其實在癌症的預防或輔助治療上，扮演了極為重要的角色。

尤其癌症從治療到康復，是一條漫漫長路，需要經常進行身體檢查。傳統上身體檢查的方式，有許多都具有輻射線或是侵入性的傷害，如果對檢查方式不能做適當的選擇，很容易就會和我一樣，因為過度使用儀器檢查，反而造成二度傷害。

在新式的檢查設備上，目前已有不具輻射傷害的健康儀器，如「核磁共振造影檢查（MRI）」，沒有輻射線的侵入性問題，但是有些檢查部位需要配合服用或注射顯影劑，有可能造成體質敏感反應；另外一種是最初用在太空人身上的「3D－NLS非線性健康掃描暨評估系統」，這是利用低頻載波的共振原理，測知人體各部位的健康狀況，可說是高科技研發之下安全健檢的新選擇。

安全的身體檢查方法，對於健康的人或是癌症患者來說，應該都是很基本的醫療保障。

如果能夠改變傳統儀器的檢查方法，運用無輻射、非侵入性的設備進行身體監控，或是掌握癌症康復狀態，當發現有異常現象，再到醫院進行治療性的身體檢查（治療性身體檢查方式，目前會有比較多的輻射量），如此便能有效將人體所受的輻射傷害降到最低，至少控制在安全範圍之內。

特別值得注意的是：3D－NLS這種儀器敏感度很高，檢測結果很細膩，對於一般健康的人也有幫助，像是有助於及早發現細胞是否有異化的前兆；對於癌症病患來說，任何復發或轉移的蛛絲馬跡，也會顯現在儀器掃描報告之中，精細度比傳統健檢儀器更進步。除了檢查、監控身體之外，更連帶具有預防醫學的積極價值。

＊＊＊

身體檢查需有風險管理意識

對於癌症患者來說，進行身體檢查可說是必做的功課。從一開始出現癌症徵兆，就要進行一連串的檢查，常見的有：抽血、切片、超音波、電腦斷層等。在開刀、化療、放療等治療之後，還要做各種追蹤檢查，以確定治療的效果、康復的情形，以及是否出現復發的跡象。

這麼頻繁的檢查下來，對患者除了一再造成身體上的不舒服、心理上的壓力，更嚴重的是，大部份的檢查屬侵入性，可能造成身體上的二度傷害，包括輻射量的累積、檢測劑過敏、感染等。

但是，如果沒有做這麼多的檢查，又難以對癌症的治療狀況、預後效果、復發轉移的情況做有效的監控。以致於大部份的患者在兩難的情況下，多半還是得接受不斷的進行身體檢查。這正是對癌症病人雪上加霜的一個重大問題。

高階檢查輻射量驚人

我在第二次得了癌症之後，因為顧及腎臟病的復發率較高，所以經常進行身體檢查。不但自己私下檢查的次數比醫師安排得更多，而且也進行更高階、更精密的電腦斷層掃描。

電腦斷層檢查比X光檢查更精密，可以更早期發覺癌細胞的變化，但是輻射量也比X光大得多，高達40～50倍的傷害性。換句話說，只要進行一次電腦斷層檢查，就已經遠遠超過「行政院原子能委員會」所建議的全年安全輻射量了。

近年來，更多高階身體檢查器材陸續引進，除了電腦斷層掃描之外，還有全身正子造影檢查（PET）、全身正子斷層造影檢查（PET/CT）等，但是一般民眾受到醫療院所的主導，並不了解對於日益增高的輻射線威脅該如何管理或替選。

一般人總認為使用電腦斷層掃描、正子攝影等高階檢查，可以更放心地確定身體的健康狀態，而這些高階身體檢查固然可以更早發現癌細胞，或是身體其他的病徵，但是不能忽略的是：其輻射量也非常高！

尤其對於癌症患者而言，如何善用高階檢查，避免二度傷害，對於康復是非常重要的事。在以往，癌症患者必須在治療過程中，承受檢查所帶來的風險，但是在近幾年，這項風險已經可以避免或減到最低，這是拜科技發展之賜。

因此，當我知道這方面的科技時，就立即做深入的了解與研究，加入我的「癌症整合輔助療法」之中，也特別規劃出一套有效監控身體細胞的「癌症患者健康管理系統」，避免再因為關心自己的健康，反而受到輻射線的傷害。

我認為，要防止癌症患者遭受過度檢查的副作用，最好的方式，就是要開始進行更聰明的「自我健康管理」。

優質正確的「自我健康管理」，主要應運用無傷害性的檢查設備與技術，對身體進行精密的了解與評估。如果發現較嚴重的疾病或異常現象，再到專科醫療院所進行治療性的身體檢查項目，如此一來，每年可以避免掉大部份不必要的侵入性檢查，也不至於受到過多輻射線或顯影劑的傷害。

身心靈健康要一起品管

「長期健康管理」的觀念，對台灣人來說比較陌生。這是指個人的身、心、靈健康狀態，經由家庭醫師以及適當的科技醫學儀器，對個人全方位的整體健康進行深入了解、作詳實記錄，並且定期更新檢測資料，使身體能時時保持在最低風險的狀態。

管理過程中，當發現有異常現象出現時，可及早依據程度的輕重做不同的處理：症狀輕微時，通常只需在飲食、作息、運動上作調整，如果個人不懂得如何調整，可諮詢家庭醫師和營養師；如果症狀嚴重，就要立即到醫院進行治療性的檢查，再由專科醫師進行治療。

許多疾病在初期並無徵兆，而且演變的過程很長，例如癌症、肝病等，因此，藉由持續的日常健康管理，當身體產生異常，卻還未有自覺的情況下，就可以先被儀

家庭醫師協助健康管理的好處

◎ 家庭醫師會對個人全方位的健康狀態進行深入了解，作詳實記錄，並隨時評估與提出處置建議，防範疾病的發生或嚴重化。

◎ 家庭醫師可協助進行潛在的家族性疾病分析，使疾病成因更加獲得確認，有助選擇出最正確的醫療方式。

◎ 當身體有異常狀況，家庭醫師是最好的顧問，對於進行生活調整，或安排適當的醫院科別也會有具體建議。

◎ 除了醫院主治醫生的單方面診斷和醫療建議，家庭醫師可以發揮第二診療意見的參考功能。

器發掘出來，及時進行治療。**多數重大疾病如果能夠早期發現、及早治療，幾乎都可以獲得很好的效果，並且節省下巨額的醫藥費用。**

在進行健康管理的資源上，最重要的條件就是要有一位良好的家庭醫師，以及使用高科技的健康管理技術。

家庭醫師是一般人健康管理的專業醫師，記錄一個人從出生以來的各種身體健康情況，並加以評估，隨時提出健康上的忠告；還能在必要時，像是需要到專科醫院或大醫院進行治療，或是做進一步的身體檢查時，家庭醫師也會幫忙選擇與安排最適當的醫療資源，選定正確的科別與檢驗項目，不至於讓不具專業知識的一般人自行摸索就醫途徑。

歐美國家，幾乎每個人一出生就有屬於自己的家庭醫師，所有身體上的檢查、診斷、治療記錄，都有家庭醫師負責建檔列管，並且還會以整個家庭為單位，進行潛在家族性疾病的分析與防範。

在台灣，家庭醫師制度不普及，同時，家庭醫師與各醫療機構的連結系統，也還未完整建立起來。所以**對於多數沒**

有家庭醫師的台灣民眾，我建議至少要選擇以無輻射傷害的醫檢科技，定時的為自己做健康管理資料記錄。

3D－NLS太空科技健康管理技術

近幾年發展出來的高科技健康管理技術，可以為人們進行有效又方便的健康管理，其中最進步的，就是「3D－NLS非線性健康掃描暨評估系統」。這項技術是由前蘇聯太空總署所研發，目前仍屬接管的俄羅斯太空醫學研究機構IPP技術最為完整與進步。

在冷戰時期，蘇聯政府與美國進行太空科技競賽，其中，蘇聯太空總署特別鑽研於太空醫學科技的研究，並有突破性的創新發展。當初，蘇聯太空總署送太空人進入太空之後，必須隨時掌握太空人的身體狀況，萬一有任何異常，必須立即進行處理。而且這個異常現象必須很早就發現，在身體的細胞層次或是器官層次時，就要確實偵測到；如果等到病狀明顯時才察覺，太空人遠在外太空，難以進行充足的醫療措施，很可能就會來不及處理。

太空人都是經過千挑萬選，通過嚴格的體能、心智訓練，才能成為太空人。在進入太空之前，身體的健康與體能也都在巔峰狀態，比一般人好得多。但是，太空中的生存環境與地球上大相逕庭，氧氣、大氣壓力，以致心理狀態等等，都會對身體造成影響。

為了確保太空人能夠克服環境上的困難，維持健康的身體狀態，以便順利達成任務，地面上的太空總署必須對太空人進行嚴密的健康掌握與照顧。前蘇聯太空總署基於這樣的需求，集合了太空科學家、醫學專家、生物學家、統計學家等，研發出運用超低音頻的原理，掃描出太空人身體各部份系統、組織、器官、細胞的真實運作狀態，稱為「３Ｄ－ＮＬＳ非線性健康掃描暨評估系統」，是非常先進的太空醫學科技。

這套技術後來開放作為一般人的健康診察，並進一步擴展功能，花了漫長的時間，建立五十萬筆以上的龐大資訊，包括世界各國人種的身體健康條件資料庫。檢測者，只要經過超低音頻掃描出自己身體的內部狀態，再進入這龐大的資料庫進行比對，就可以由專家加以評估、判讀，得出相當精確的身體健康資料。

這套系統可放在小型的筆記型電腦上，再加上一對特殊設計過的耳機，就能方便的操作，體積輕薄短小，因此在太空船上操作也十分方便。

在蘇聯政府解體後，３Ｄ－ＮＬＳ非線性健康掃描暨評估系統由俄羅斯政府接收，並成立半官方性的研究推廣組織「ＩＰＰ」，繼續將這套系統發揚光大，並推廣到世界許多國家。

ＩＰＰ是一個科學研究機構，專精於生物共振診斷以及治療的領域，也是非線性診斷（non-linear diagnostics, NLS）的先驅。機構內有眾多科學家、研究助理及行政人員，另外有數十位的醫生配合進行臨床研究，其中Vladimir Igorevich Nesterov和Vera Ivanovna Nesterova兩位，是音頻發射Trigger sensor的發明人，也是世界聞名的科學家。

3D－NLS超低音頻的健診原理

「3D－NLS非線性健康掃描暨評估系統」的運作原理，是利用Trigger sensor驅動低頻載波，再經由生物回饋機制將載波傳回，以量子力學理論中多種運算模組計算，然後與資料庫中的數值進行比對，以此數值提供身體狀況的評估。

藉由音頻對身體內部進行掃描，其理論基礎在於量子物理學上的理論。人體與自然物都是由微細的振動波所組成，這種振動波以音波與光波的形式存在。終極粒子可集合成為不同形式的個體，如：細胞、元素、分子等，因不同個體擁有個別特定的音波振動，所以頻率也各自不同。

人體是由無數的細胞所構成，每一個細胞，都以特定的波動頻率（稱為「頻譜」或「波形」）在運作，全身細胞的頻率，彼此間會有共振的現象，3D－NLS系統就是將振波頻放大來做檢測。

如果全身細胞的波頻都能夠和諧共振，就表示身體呈現健康狀態；如果其中一部份波動頻率有偏差，就顯示人體有生病的現象。同理，人體中細胞所組成的器官、幾個器官連結成的組織、幾個組織連結成的系統，也都各有其特定的波頻可供判讀。

目前科學家已藉由龐大的人體資料庫，歸納出人體各個系統、組織、器官、細胞的健康頻率範圍。**3D－NLS系統經由精密的設計，將低音音頻經由耳機趨入人體內，載波的波形會因低頻載波而改變，經由生物回饋機制將各細胞、器官、組織、系統等載波傳回，只要坐在電腦前帶上耳機，就可以在電腦螢幕上看到自己身體內部的掃描情形，電腦會以不同顏色顯示健康狀態。**

從健康良好一直到嚴重程度，可分為9種不同的階段。整個全身掃描比對的過程，可在30分鐘內做完。

傳統治療性的檢查，如抽血、X光、切片、電腦斷層掃描等檢查，在受檢前需要事先數小時禁食，受檢時要更換衣褲，或要受打針、手術置入等痛苦。現在3D－NLS非線性健康掃描暨評估系統，幾乎完全避免掉這些不便和風險。

經由耳機所趨入的低音音頻，沒有輻射線以及任何會傷害人體的因素，且屬於人類所能感知的音波範圍之外，既不會聽到任何聲音，也不會有任何不舒服的感覺。可以說我們已邁入準確、簡便又快速的健康檢查新紀元了。

精細光速掃描評估項目

3D－NLS系統技術既可作局部定點掃描，也可設定單一系統、器官或單一細胞。細分檢測內容，可包含人體12個系統的細胞組織變化，掃描項目多達12000項。其掃描評估的速度近乎光速，3分鐘可以完成一個器官的掃描評估，30分鐘內可做完全身12大系統、10萬個器官組織掃描點。

主要檢測的範圍可設定項目包含：

◎心臟血管系統

◎腸胃道

◎泌尿生殖系統

◎支撐運動系統

◎支氣管肺部系統

◎內分泌系統

◎視覺與聽覺器官

◎神經系統

◎血液分析

◎顯現細菌、病毒、寄生蟲（其中包含了葡萄球菌、鏈球菌、梨型蟲等）

◎荷爾蒙、免疫力程度（包含甲狀腺、腎上腺、腦垂體、胰腺、性腺狀況的評定）

◎顯現兒童、中年、老年的年齡特徵變化。

◎對病患目前所採用的治療、藥物、保健食品的效果作評估（並測試不同藥物、保健食品影響身體的情形）

另外，3D－NLS系統運用在對癌症的掃描評估，可以比傳統的身體檢查提早6到8個月發現徵兆，對於癌症的預防與及早治療，可以發揮極大的效果。

更詳細的自我健康管理，可以將「醫院的身體檢查結果」與「3D－NLS系統」的判讀評估，兩者間再互相進行核對。如果有不一致的情形，可再向醫師做進一步的諮詢，或尋求第三種身體檢查的方式來確認。如此可更有效避免誤判的情形發生。

無輻射．非侵入性的安全儀器

由於3D－NLS非線性健康掃描暨評估系統，是以非侵入性的方式進行身體掃描評估，完全沒有輻射線，也不會有感染的疑慮。即使是目前新式的3D－MRI核磁共振造影技術，雖然也沒有輻射性的危險，但是在進行前需服食或注射顯影劑，少數人會有顯影劑過敏的現象，嚴重時還可能會造成休克。

所以，在比較過各種身體檢查、評估方式的副作用風險之後，3D－NLS系統可說是目前最安全的選擇。

初次使用3D－NLS系統的人，建議先進行一次全身12大系統的完整掃描評

醫學界各項檢查輻射量分析表

檢查項目	輻射量 (單位：毫西弗mSv)	安全性
PET/CT全身正子斷層造影檢查	10毫西弗(mSv)	=100張X光，超過安全標準10倍
PET全身正子造影檢查	5毫西弗 (mSv)	=50張X光，超過安全標準5倍
C/T 腹腔電腦斷層	5.44毫西弗 (mSv)	=54張X光，超過安全標準5.44倍
C/T 胸腔電腦斷層	4.02毫西弗(mSv)	=40 張X光，超過安全標準4倍
側面胸部X光檢查	0.3毫西弗(mSv)	每年不可超過3張
正面胸部X光檢查	0.1毫西弗(mSv)	每年不可超過10張
3D-MRI核磁共振造影	無輻射	安全，但需服用或注射顯影劑
3D-NLS非線性健康掃描暨評估系統	無輻射	安全方便，無次數限制

估，並列印出詳細報告，由受過此系統專業訓練的醫師進行說明與解析，以全面了解目前自己身體的健康情形，並了解在自身的年齡、工作性質、生活型態等條件下，是否屬於健康範圍之內。

若不在健康範圍內，但程度不嚴重的情況，可在醫師、營養師或健康管理師的指導下，從飲食、生活作息、運動等方面進行調整，以改善健康狀態；若發現有較嚴重的異常現象時，應立即到醫院進行治療性的檢查，接受專科醫師的醫療。

對於癌症患者、重大慢性疾病患者，有家族遺傳性疾病風險者，就需要進行深入細胞層次的３Ｄ－ＮＬＳ掃描評估。這種方式比12大系統的掃描評估，更加深入細胞ＤＮＡ層次，可以在細胞產生變異時及早偵測出來，有效監控癌細胞及其他重大疾病、遺傳ＤＮＡ的變異，早期發現，即可把握最佳治療時機。

此系統對於已形成的癌細胞、癌幹細胞也可作有效追蹤；對於監視和預防癌細胞的復發、轉移也有極大的幫助。一般而言，身體產生疾病現象，多已經由細胞變異層次進入器官、系統層次，此時在治療上困難得多。如果能在細胞層次的變異初期就被偵測出來，並即時進行治療，大部份的疾病，即使是癌症也一樣，治癒機率都會大為增加。

對於平日缺乏保健觀念、生活作息經常不規律的人，當第一次使用３Ｄ－ＮＬＳ技術，進行全身性與深入細胞層次的掃描評估時，可能就會發現許多日積月累下來的毛病，有些可能具有緊急性，需要立即迅速治療；有些可能在治療上具有困難度，需要較長的時間才能治療完成。但是不用太擔心，以現在醫學之發達，如果能夠及早發現身體的異常病變，那麼幾乎沒有無法治療的疾病。

所以，請積極正視自己的健康，要達到長命百歲的理想，是充滿可能性的。這也就是「自我健康管理」的最高目標。

監控與治療性檢查雙向配合

現在一般未進行健康管理的人，當身體發覺有異常狀態，通常就直接進行治療性的身體檢查。等疾病治療過後，也會一再進行各種追蹤檢查，使得身體很容易產生輻射量超過安全量的情形。因此，如果能善用３Ｄ－ＮＬＳ掃描評估系統負責健檢、監控的階段，就可以大幅減低遭受Ｘ光、電腦斷層掃描、正子造影檢查、正子斷層造影等所造成的過量輻射線傷害。

以3D－NLS技術作為健康管理工具，並非取代醫院的治療性身體檢查，而是要與醫院的治療性身體檢查作配合，讓患者獲得更安全又有效益的醫療保障。

另外，癌症患者在治療後，最擔心的事情是復發與轉移，由於3D－NLS的掃描評估可以深入細胞層次、遺傳基因DNA層次進行有效監控，因此，可以在很早期就發現癌細胞或癌幹細胞的動靜。

癌細胞與癌幹細胞若能在未擴散侵犯到器官前就被發現，治療起來就容易多了，也比較不易造成復發或轉移的問題。

我的健康管理實用經驗

2009年我應邀在中華國際癌病康復協會作巡迴演講時，接觸到鍾明勳博士，他從俄羅斯帶回「3D－NLS非線性健康掃描暨評估系統」的訊息，我立刻覺得這是一項非常有價值的技術，因此與他做進一步的聯絡，並以我的醫學專業，加上他的生物科技及「3D－NLS」專業技術，共同進行了科際整合。我也將這套系統應用在我個人的癌症康復管理上，獲得了極大的幫助。

首先，我對自己做全身12大系統的深入掃描與評估，結果發現，我之前所罹患癌症的部位，包括骨骼、腎臟、甲狀腺等，都已十分正常，我非常高興，因為這顯示我所使用的「癌症整合輔助療法」方向是正確的。

心臟掃描評估圖

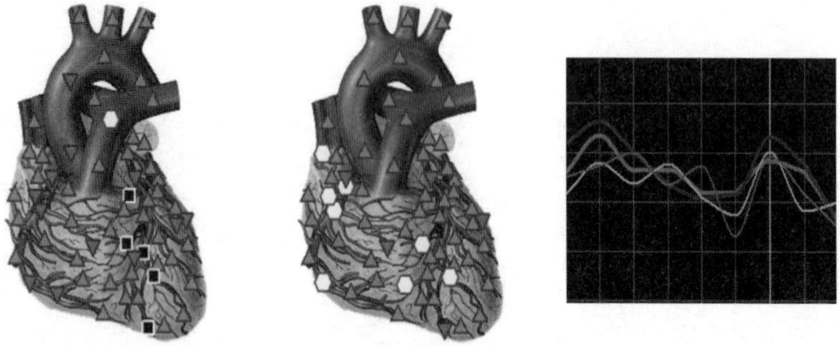

❶黑點部份顯示心臟血管有功能障礙（2010/1/28檢測圖）。

❷已顯示黑點消除，獲得改善（2010/5/12複檢圖）。

❸顯示在電腦中進行資料庫比對評估。

此後，我大約每個月針對需追蹤觀察的腎臟、甲狀腺等器官進行觀察，有一次發現腎臟有些異常現象，再去醫院進行抽血檢查，結果顯示是正常的。這是因為３Ｄ－ＮＬＳ系統的檢查比較精細，所顯示的異常現象在抽血檢查時不見得會顯現出來。這兩者比對的結果，顯示出我的腎臟出現一些功能異常的現象，但並不嚴重，只需要進行作息與飲食調整即可。

我嚴格執行作息與飲食調整一個月後，再做一次掃描，評估後的指數就顯示在健康範圍之內，於是解除了我的腎臟潛在病變的危機。

心血管掃描與策略醫療

２０１０年１月28日，一位吳姓患者針對心臟部位進行３Ｄ－ＮＬＳ掃描評估，發現心臟血管出現異常症狀，經過評估，對他提出以下建議：

◎到醫院接受治療。

氣管、支氣管掃描評估圖

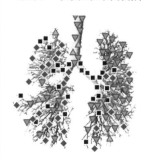

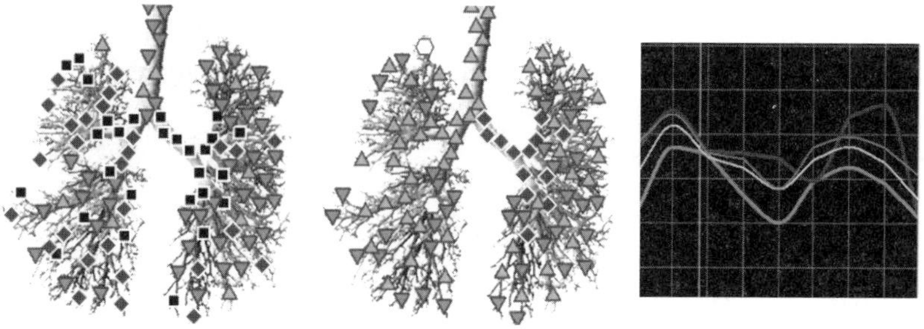

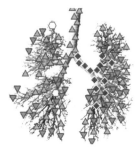

❶ 黑點部份顯示氣管、支氣管均有功能障礙（2010/3/31檢測圖）。

❷ 無黑點出現，顯示之前的黑點已消除，情況獲得改善（2010/5/17複檢圖）。

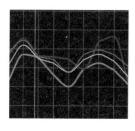

❸ 顯示在電腦中進行資料庫比對評估。

◎改善飲食，減少動物性脂肪、飽和脂肪、肉類以及反式脂肪的攝取，多吃蔬菜水果。

◎服用SOD抗氧化劑，以減少心臟血管的負擔。

◎每日多次血壓監控

◎每日進行緩和性運動。

患者切實執行這樣的建議，到了2010年5月13日再來作複檢，發現器官功能竟然改善了45%。

呼吸系統掃描與策略醫療

2010年3月31日，一位黃姓患者針對氣管、支氣管部位進行3D-NLS掃描評估，發現氣管、支氣管出現異常症狀，經評估後，對他提出以下建議：

◎遠離污染源。

◎做有氧性的緩和運動。

◎做呼吸練習。

肝、膽掃描評估圖

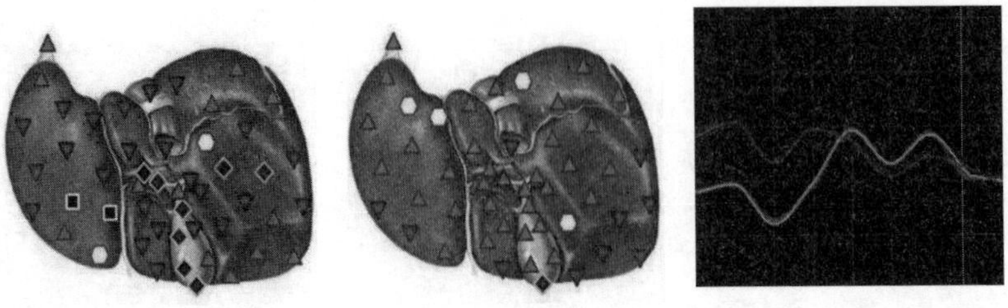

❶ 黑點部份顯示肝、膽部位有功能障礙（2008/12/27檢測圖）。

❷ 已顯示黑點消除，獲得改善（2010/5/17複檢圖）。

❸ 顯示在電腦中進行資料庫比對評估。

◎服用紅景天。

◎服用ＳＯＤ抗氧化劑。

◎靜坐及修練氣功。

患者確實執行這樣的建議，到了２０１０年５月17日再來作複檢，發現器官功能改善了55％。

肝膽掃描與策略醫療

２００８年12月27日，一位黃姓患者針對肝、膽部位進行３Ｄ－ＮＬＳ掃描評估，發現肝、膽出現異常症狀。患者本身為Ｂ、Ｃ肝炎帶原者，經評估做出以下建議：

◎應立即接受治療。

◎應避免外食。

◎不熬夜。

◎要戒酒。

患者立即照建議尋求改善，到了２０１０年２月４日再作複檢，發現器官功能改善了55％，使他避免淪

腎臟掃描評估圖

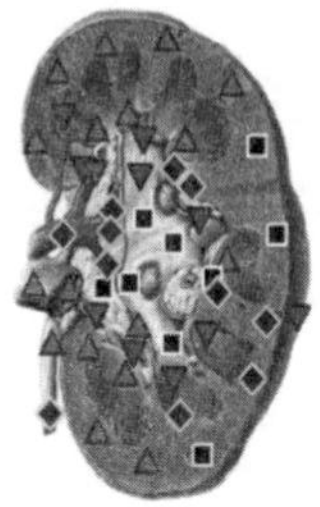

❶ 黑點部份顯示腎臟功能有障礙（2010/3/31檢測圖）。

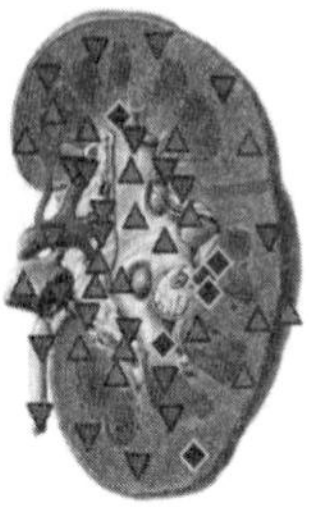

❷ 已顯示黑點消除，獲得改善（2010/5/17複檢圖）。

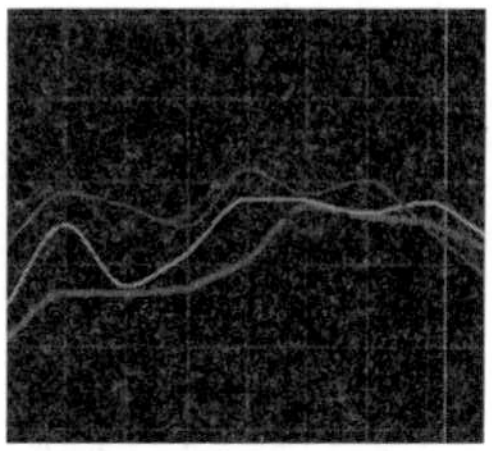

❸ 顯示在電腦中進行資料庫比對評估。

入肝炎、肝硬化、肝癌三部曲的命運。

腎臟掃描與策略醫療

2010年3月31日有一位黃姓患者，針對腎臟部位進行3D－NLS掃描評估，發現腎臟出現異常症狀，經評估建議：

◎不憋尿。

◎做膀胱測試。

◎改善飲食。

◎接受治療。

患者立即尋求治療，並改善生活習慣，到了2010年5月17日再來作複檢，發現器官功能改善了40%。

腦部掃描與策略醫療

2010年10月22日，一位黃姓患者針對腦部進行3D－NLS掃描評估，發現腦部出現異常症狀，但

腦部掃描評估圖

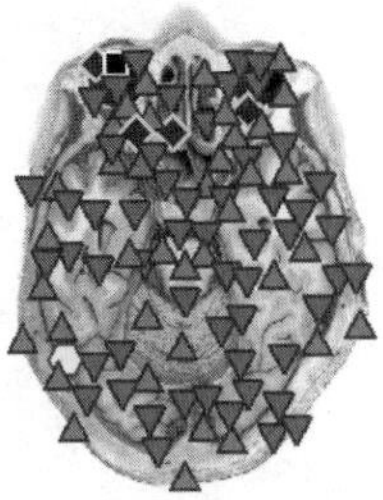

❶ 黑點部份顯示有腦部功能障礙（2010/10/22檢測圖）。

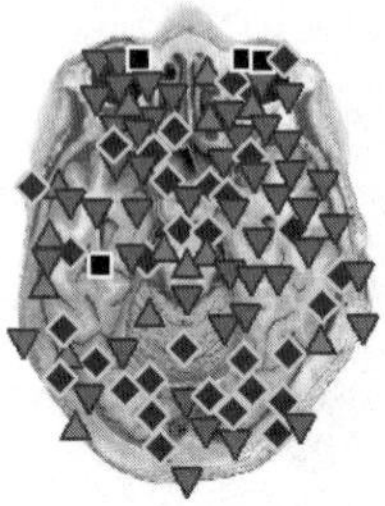

❷ 顯示黑點增加，情況惡化（2010/12/2複檢圖）。

是個案不重視評估建議，到了2010年12月2日再作複檢，發現器官功能減弱了37％，病況並已惡化。

從前述案例可以看出，運用3D－NLS系統進行健康管理，有時僅需在生活習慣上做一些改變，就可以預防演變成為重大疾病。如果需要立即進行醫療及治療性檢查，也不會錯失先機。

以氣補精輔助療法

氣功是人類很早以前就發展出來的養生法，直到今天，它仍是非常有效益的鍛鍊方式。

氣功的起源，推測是原始人類在行動之中，發現有一種東西在體內流動，如果將這種流動的東西加以調和，就可以使精神、體能更好。中國道家對此加以研究，將體內流動的東西稱為「氣」。

有關氣功最早的記載，是在西元前380年戰國時代的《行氣玉佩銘》，其中寫到：「行氣，深則蓄，蓄則伸，伸則下……」，其中的「行氣」指的就是一種氣功的鍛鍊。

「氣」無形無相，一般人不易感受到，但卻存在於人體之中，以現代科學來講，就是人體內的電流。人體70％由水組成，水是導電體，可帶動電流流動於全身，以攜帶氧氣、養分，以及一些微量物質到全身細胞，轉化為能量，讓身體獲得能量補充，進行新陳代謝。

應用氣的原理來調理身體，所發展出的系統不只是氣功，中醫也有很豐富的成果，而兩種系統的目的都是一致的。

中醫經絡調氣法

氣在人體內的流動路線，稱為「經脈」。中醫歸納出人體主要的經脈有14條，包括：

- ◎**手三陰經**——手太陰肺經、手厥陰心包經、手少陰心經
- ◎**手三陽經**——手陽明大腸經、手少陽三焦經、手太陽小腸經
- ◎**足三陽經**——足陽明胃經、足少陽膽經、足太陽膀胱經
- ◎**足三陰經**——足太陰脾經、足厥陰肝經、足少陰腎經
- ◎**任脈**
- ◎**督脈**

前面十二條經脈左右對稱，分佈在身體兩側，任脈與督脈則貫穿身體前後中線。當經脈中的氣過剩或不足時，身體都會出現不舒服的現象，導致許多疾病的發生。例如肝氣過盛，俗稱肝火，容易使肝的解毒功能下降，產生疲勞、失眠等現象。如果腎氣過於虛弱，則會使腎臟功能降低，造成頻尿、體弱等現象。

調理氣過盛或不足的方法有許多種，其中中醫常用的，就是中國草本植物與針灸。在《本草綱目》、《本草備要》等古醫書中，記載了許多中國草本植物具有「補

氣」的功能，最著名如人蔘、當歸、冬蟲夏草等，均有補氣的功效，適合於氣虛、氣不足時使用；也有一些中國草本植物是屬於「瀉氣」的功效，例如菊花、黃連、龍膽草等，則適合氣過盛、火氣上升時使用。

中醫另一種調整「氣」的方法，就是「針灸」。「針灸」包含「針」與「灸」兩種方式，原理相類似，但方法不同。

「針」的方法，是利用金屬針刺入穴道，以調整通過此穴道的整條經脈之氣，藉由穴位的特性，對經脈過盛的氣予以宣洩；虛弱的氣則可加以補強，使身體各經脈的氣都能逐漸趨於平衡協調，改善身體上的不適。

「灸」的方法，則是以艾草搓成的艾草條燃燒，在特定的穴位薰燒，可以產生補氣的作用。

除了以中醫使用的針灸、中國草本植物來調氣之外，鍛練氣功也是補養精氣的一種方式，而且不必經由中醫師處理，在學習方法之後，自行持續的鍛鍊即可。

動靜調息鍛鍊法

氣功的鍊氣法，最主要的方式是經由深度呼吸，來進行氣的增強或調整，其方法主要可歸納為幾種：

＊ 養成腹式呼吸的習慣

人體中氣的重要來源，來自於空氣中的氧氣，以及其他有益身體的氣體與微量元素，所以一但吸入的量增加，氣自然就能夠增強。氣轉為能，就能夠使身體強健有活力。

以腹式呼吸取代胸式呼吸，可以吸入更多的氧等有益的氣體成分，轉化為人體的能量。一般未鍛鍊過呼吸的人，所採用的呼吸方式多為胸式呼吸，應設法改變為腹式呼吸，將外在的空氣吸入至下腹部，並儲存於丹田（肚臍下三指之處）。由於呼吸變得深沉，所吸入體內的氧氣量也會增加。

＊深度靜坐，激發腦部 α 波

靜坐其實是一種靜態的氣功，在靜止的坐姿中，使紛亂的思想趨於沉靜，更可以調整身體內紛亂的氣流，使紊亂的氣流趨於平順。

科學家偵測氣功師體內的氣，發覺在深度靜坐中，氣功師的腦部會產生 α 波，對於身心靈的穩定具有極大的效果。無論是靜態或是動態的氣功，都能夠讓人達到放鬆、舒壓的功效，對於免疫力的提升也有所幫助，進而能夠達到養生保健、祛病強身的功效。

經過歷史歲月的累積，氣功的宗派繁多，各派所研發的氣功招式，主要原理都是經由特殊設計的肢體動作與呼吸方法，達到攝取更多的好氣，以及疏通、平衡體內氣流，使身體十四經脈的氣流平衡、飽滿。

各門派氣功的作用，也可以說是殊途同歸，只是鍛鍊的重點有所差別，例如有的氣功重視增強心肺功能；有的重視發展靈性；有的則是重視增強體力。

武術界也將氣功的原理融入武術之中，增強打鬥的力道與耐受力，所以有「外練筋骨皮，內練一口氣」、「練拳不練功，出手般般空」的說法，這兩句話被武術界奉為金律，說明了武術界對於氣功的肯定。

但武術界所練的氣功，與一般養生氣功不同，武術氣功練功的目的不僅在於保養身體，同時也著重在強健筋骨和肌肉，少林的「易筋經」即為其中的代表。

「武術氣功」的鍛鍊動作較為激烈，比較容易產生體內活性氧與乳酸的大量堆積，所以鍛鍊後容易產生疲倦、痠痛等現象。這種情形就像是一般人突然間大量做劇烈運動，事後也會產生酸痛疲勞的現象。如果是肝功能不佳、慢性病、癌症患者，可能會因為體內活性氧與乳酸增生，卻來不及排除，而產生更不舒服的感覺，甚至危及生命。

所以，建議一般人採取較為和緩的「養生氣功」比較安全，體內產生的活性氧與乳酸較少，能夠很快被身體所排除，就不會有不舒服的現象產生。尤其癌症病人適合的氣功，也建議應以「養生氣功」為宜。

簡易有效的「大日如來氣功」

我所習練的氣功稱為「大日如來氣功」，也屬於養生氣功的一種，源自於佛教氣功的一支。

大日如來，又譯為毘盧遮那。毘盧遮那佛事實上稱的就是釋迦牟尼在法界上的名號，而釋迦牟尼是在娑婆世界的名號。《大日經疏》記載「毘盧遮那（大日如來）」的意義為：去除黑暗，照遍光明。

練習的方法，主要動作以伸展雙臂的姿勢，配合深沉的呼吸吐納，在吐氣時，將體內的濁氣排除；吸氣時一邊觀想，想像自己將氧氣及大自然的能量吸入體內。

我每天早上起床之後，就做大日如來氣功１００回；天氣好時，也會到戶外綠蔭樹下練功，以吸入更多的氧氣。

我在練大日如來氣功三個月之後，覺得呼吸比以前順暢、深沉，身上許多病痛都逐漸減輕和消失了。

建議癌友可以就近找尋有經驗的氣功老師，學習一套簡便不繁瑣的氣功招式，每日鍛鍊，相信對於癌症康復會有很好的助益。

「大日如來氣功」鍛鍊要訣

◎ **最佳鍛鍊時機**：早晨

◎ **適合場地**：戶外綠蔭處，或空氣清新的地方

◎ **鍛鍊步驟**：

1. 雙臂向兩側伸展開。
2. 徐緩而深沉的吸氣，把氣吸入肚臍下丹田處，感覺下腹飽滿鼓起。一邊吸氣時，要一邊觀想自己把空氣中的氧、微量元素、大自然精華都一起吸入自己體內了。
3. 以緩慢的速度徐徐吐氣，一邊吐氣，一邊想著自己已將身體裡的廢氣、毒素、污穢都一起排出了。
4. 將雙臂慢慢放下。
5. 反覆1～4步驟，練習50～100次。依個人體力狀況逐漸增加次數。

科學產物多效能「氣功機」

從古至今，練氣功都需經過一定時日的修練堅持，才能達到明顯的成果。但是，現代人生活繁忙，不容易撥出時間來練功；另一方面，癌症末期患者，或是重症患者，也不容易自己練習氣功。非常幸運的是，科學家已經研究出藉由特定機器，幫助人們達到練氣功效果的「氣功機」，也就是以儀器來補充身體的氣，使人們可以用很方便的方式，獲得氣的補充與調理，而不一定需要再像古代一樣耗費數十年的光陰來練氣。這對於癌症患者與重症患者，甚至生活忙碌的現代人而言，都是一大福音。

市面上的氣功機林林總總，較早為人所知的如「氣血循環機」等，其原理是由機器發射出對於人體有益的氣流，包括：高電位電能、電磁能、遠紅外線能、熱能等。

一般的氣功機多半具備其中一項或二項功能，

具備的功能愈多，效果愈好。目前市面上可見的氣功機，最多具備其中四項功能，就已屬最頂級的機種，效能最為迅速，適用範圍極廣，可說有如一位全方位的氣功師在對人發功。

氣功機所具有的四項功能──高電位電能、電磁能、遠紅外線光能、熱能，對人體各具有不同的功效：

＊高電位電能

以低電流發出高伏特（通常在２００００伏特）的電壓，通過人體的神經系統，調整並改善全身各個氣功及系統的功能。人體與生俱來就帶有微量的電能，也是維持生命的一種能量。當人體逐漸老化，或因長時間工作、作息不正常、失眠等，都會損害身體的能量，產生許多疾病。

科學上對於人體電能的補充，已運用高科技的電子技術，設計出正負離子比例適當的電場。當生物體置身此電場之中，可以將有益人體的電能由皮膚進入，傳達到神經系統、細胞、器官、內分泌系統等，有助於促進細胞再生、加速新陳代謝、平衡血液酸鹼值、淨化血液、調整神經、提高自癒力。

＊電磁能

地球的南北兩極，分別帶有正負不同的磁場，磁場的磁性產生了磁能。磁鐵能夠吸引鐵釘，就是因為磁鐵把磁能傳遞到鐵釘上，成為鐵釘的動能；人的細胞也帶有正負兩極磁場，因此也具有磁能。

電能可以產生動力，在日常生活中隨處可見，例如電風扇轉動、電動車行駛等都是。人體中的水分子也帶有電能，是生命能量的其中一種。**電磁能可以促進血液循環、細胞再生、增強免疫系統。**

＊遠紅外線光能

遠紅外線又被稱為「生命能」，是太陽光中波長比紅光更長的不可見光，具有溫熱、補充人體生命能量的功效。

遠紅外線光能可以軟化和擴張血管，促進皮膚細胞再生、消除疲勞、消炎止痛。保健儀器上常用的遠紅外線，波長多在8到12μ之間。

＊熱能

人體具有恆溫性，正常狀態是保持在36℃～37℃之間。熱能的攝取可經由食物、運動以及發熱的儀器，傳輸熱能進入體內。**熱能可以疏通經絡、軟化血管、清除淤血、加速血液流動。**

在以上四種對身體有益的能量作用下，人體就能夠獲得充分的能量補充。當身體能量充足，原本具有的免疫力、自癒力就能夠順暢運作，細胞的新陳代謝功能也能維持活絡，迅速將身體中的毒素、有害物質排除到體外。

心理‧心靈的進階療癒

人類在肉體之外，還有一些看不見的活動形式，那就是心靈與心理的活動。

身心能量相生相滅

醫學與科學都已證實，心理的活動對於人的肉體機能影響甚大。所以古人說：「心為身之主」，是有其科學根據的。癌症病人通常承受巨大的心理壓力，因此也影響到身體的機能，甚至抵消了醫療上的效果。

許多癌症病人在乍聽到醫師診斷得了癌症時，心裡充滿了恐慌、悲傷的情緒，宛如世界末日，或覺得被宣判了死刑，這種心情立即就會造成身體的免疫功能低下、內分泌混亂，更加重了身體上的病況。因此醫療上有句經驗談：「大部份的癌症病人並不是病死的，而是嚇死的。」

所以，除了藥物和手術方面的治療，心理療法對於癌症病人的康復力，也具有極重要的影響力。**癌症患者在身受病痛、治療上的痛苦、家人或情感關係的改變等，心理上的陰霾如影隨形。在癌症療癒的過程中，心理輔導與治療是不可或缺的一環。**

心理壓力對於身體會產生巨大的影響，這在醫學上已經有豐富的研究。人的心理在一般情形下，是保持平靜和諧的狀態，對於生理能產生正面的幫助，例如：平和的心情，使血液流動順暢、消化能力良好、解毒功能與免疫力運作正常；但是當心理承受壓力時，身體需要更多的能量來應變，就會消耗掉更多能量，造成生理的負擔和混亂。

小心超額壓力的慢性傷害

人的身心只能承受適度的壓力，小小的壓力可以刺激身體發出更多能量，反應更為迅速；但是如果壓力過度或時間過長，就會對生理產生許多負面的影響，有些甚至是很難彌補的損傷：

＊腎臟功能受損

壓力會促使腎上腺釋放出大量的腎上腺皮質素，以減少呼吸時的緊張反應。但是這會降低身體對各種感染的抵抗力，甚至會增加消化性潰瘍的危險。

＊危害心血管

壓力會使心臟跳動加快、血壓上升，長期處於這種狀態下，容易導致心臟病、中風等心血管疾病。

＊造成糖尿病

壓力會使血糖濃度增加，以促進新陳代謝，從而提高能量供應和反應速度。但身體長期處於這種狀態下，會損壞腎的功能，並使血糖失調，造成糖尿病。

＊誘發心臟病

壓力會把膽固醇釋放到血液裡，以提高能量供應，幫助肌肉運動。但因為膽固醇比例上升，也會增加動脈硬化的危險，甚至引發心臟病。

＊消化系統紊亂

壓力會關閉消化系統，令血液從胃裡轉入肺部和肌肉，以提高肌肉的功用。但是當消化系統關閉的時間太長，便會發生紊亂，導致胃酸增加，嚴重時將引發潰瘍；同時，壓力也會改變腸蠕動的節奏，引起肚瀉、痢疾或便秘。

＊變得神經質

壓力會使腦下視丘釋放出嗎啡樣物質，稱為腦啡，流到血液中會成為一種天然止痛藥，減輕身體對傷痛的敏感度。但長久下來，當腦啡被耗盡，就會對生活中的瑣事更加敏感。

＊產生精神官能症

長期壓力的累積如果未能適當疏導，容易產生各種精神官能症，如恐懼症、焦慮症、畏懼症以及強迫症等。

＊容易偏頭痛

在壓力過度時，腦部會負責指揮身體各器官進行應變措施，此時需要大量的血液以供應能量，因此，壓力過大會促使頭部血管擴張，使血液大量流向腦部，也因此容易造成偏頭痛。

＊免疫力降低

壓力容易造成人體免疫力降低，以及免疫功能失調，使身體變得脆弱容易受感染，或引發各種疾病。

＊導致癌症形成

美國精神病學家邦・巴森博士（Dr. Bahne Bahson）說，長久以來人們就認定憂鬱和悲傷可能造成癌症的發生。而經過現代的許多實驗，更證實癌症與童年的孤獨和缺乏被愛，以及空虛、怨恨等有關。

心理方面的問題，最好找合格的心理治療師進行諮商與治療，除此之外，可以進一步藉由靈性上的療癒，來輔助心理治療的效果。人類活動除了生理、心理之外，還有一種不易查覺的活動，就是「心靈」。

心靈與心理，雖然都是抽象性的活動，但是心理活動仍可以藉由人的腦部觀察與言談，得知其健康狀態；而心靈的健康與否，則很難由科學方法得知。**心靈的療癒，主要是以富於靈性能量的活動與物質，輔助人的身體與心理康復，也可算是最高層次的治療。**

奇妙的是，靈性的調理法，存在人類歷史有數千年之久，古老部落的巫師多擅長於透過心靈的處理，來作為治療疾病的手段。姑不論這種方式是否科學，但畢竟已存在數千年之久，卻是不爭的事實，因此也不宜全以迷信來看待。

在現代觀念中，已經認同人類具有靈性的活動與需求。同時，**有許多事物可以提供人類良好的靈性能量，例如：水晶、好的音樂、繪畫藝術等。在更高層次的氣功中，也可以對人類補充靈性能量。**

我自己對於靈性能量豐富的事物特別喜愛，因此多年來收藏水晶、繪畫、吹薩克斯風等，都讓我在靈性能量的補充上獲得極大的益處。

靈性能量調理與心理調理，雖然都是以抽象的、不可見的事物，來幫助具象的肉體機能，但是其不同之處在於：「心理療癒」通常必須經過頭腦認知，才能獲得效果；**但是「靈性療癒」不一定需要經過頭腦的認知，就可以直接對身體進行能量的補充。**如同接受音樂治療者，不必懂得音樂的理論與技術，就可以獲得音樂的靈性能量；能量好的天然水晶或是寶石，即使只是靜靜的放置在自己身旁，你也能自然而然的接收到它的能量。

最高層次的抗癌健療——透過每日靜坐，持續淨癒心靈

癌症患者如果不設法紓解心理壓力，再科技的治療也可能事倍功半。因為在恐懼死亡、承受病痛，身心雙重煎熬之下，人體很容易會在癌症所產生的病痛之外，再增

加更多的其他症狀。

事實上，許多癌症患者並非死於癌症，而是死於其他感染因素，這些感染因素，則多半來自於巨大的心理壓力與心靈障礙，造成了身體免疫力的低下。

當患者的身心狀態因壓力處於失控情形時，造成長久失眠、胡言亂語、幻聽、喃喃自語、長久憂鬱而影響生活品質，此時就非常需要諮詢專業的心理諮商師，確實的進行心理輔導療程。如果程度較為輕微，則可以利用許多身心靈放鬆的技巧，達到紓解壓力的目的。

我在癌症治療與康復過程中，很幸運地，因為太太是一位經驗豐富的心靈課程老師，因此知道如何幫助我紓解壓力。我在她的帶領下進入心靈自我療癒的領域，每日進行心靈修練，至今已經有二十年。心靈療癒讓我獲得心靈上的平靜，化解癌症的心理壓力，對於病情的康復也有極大的幫助。

靜坐，能使身心靈處於靜止、放鬆的狀態。在深度的靜坐之中，可以放鬆緊繃的神經，使心情平靜，也可使紛擾不休的頭腦休息一下，如此可以節省身體的許多能量耗散。

現代人多認為靜坐是屬於宗教行為，其實並非如此。在古代，靜坐就是常見的養生方法。孔子說：「知止而後有定，定而後能靜，靜而後能安，安而後能慮，慮而後能得。」其中「定、靜、安」等，都是屬於靜坐的功夫。心平氣和，身體內氣與血液也能夠更暢通，內分泌調和不致紊亂，也就比較不容易發生疾病。如果可以的話，建議大家每天靜坐，養成一種規律的習慣。

靜坐的姿勢，以端坐椅子上，或盤坐於坐墊上均可。盤坐可分為單盤、雙盤、散盤。單盤，是將一足小腿盤放在另一足大腿上；雙盤，是兩足小腿交叉盤在另一邊大腿上；散盤，則是將兩足小腿自然交叉彎曲。

現代修練靜坐的人，多主張雙盤最佳，至少也要單盤，但其實並不一定雙盤較比較好。只要坐姿端正，可以達到靜心、放鬆的效果即可。

癌症患者除非以前已經有長期雙盤的習慣，否則以單盤或散盤較佳，因為這種姿勢比較不會造成酸痛及膝蓋上的壓力。如果都不習慣，也可以垂足坐在椅子上。但無論採用何種坐姿，脊椎盡量要挺直，因為如此，才可以使氣在脊椎運行通暢。

平常練習靜坐的訣竅，包括「腹式呼吸」與「意念淨化」兩個重點：靜坐時，呼吸盡量放鬆、深沉，練習逐漸使用腹式呼吸；意念上，則應保持淨空狀態，盡量減少思緒的產生。

一開始練習靜坐時，要做到非常沉靜專注可能比較困難，甚至覺得雜念更多。因為人的頭腦思緒就如同河流一般，奔流不絕，因此有「意識流」之稱。初練時，不必太理會這種現象，順其自然，即可逐漸減少雜念。

靜坐中，要使意念完全停息並不容易，尤其意念想到不好的事情，又容易造成

靜坐的練習要訣

靜坐的姿勢：視身體情況與習慣性，可選擇盤腿坐（單盤、雙盤、散盤皆可）；或是垂足坐椅子上。

◎ 腰脊一定要挺直。

◎ 過程中採用腹式呼吸。

◎ 注意力集中於丹田，或默唸簡短箴言等方式，使心淨化不生雜念。

◎ 每日練習20到40分鐘即足夠。

情緒鬱結，與體內的氣一起作用，反而產生不良的影響。因此，要練習將思想專注於一個地方，或試著把注意力放在肚臍下三指之處，古稱「丹田」。此處居身體的中央，比較不會引起火氣上升的問題。如果注意力長時期放在眉心或是頭頂，會使血液集中在頭部，容易造成頭脹、頭暈等現象。

為了淨空思緒，在方法上，也有人是專注於念佛號，有的人則專注於數呼吸。但我覺得念佛號牽涉到宗教信仰，如果不是佛教徒，可能不適用；數呼吸雖然不錯，但有的人會造成呼吸愈來愈沉重的現象。因此，我建議先找到一句短語，甚至只是一個字，只要意義上屬於真、善、美的話語，專心默念它，就可以收到靜心的效果。

初期練習靜坐，若沒有老師指導，則時間不宜太長，可以從10分鐘開始，再逐漸加長，每次最長約20分鐘即可，一天總和不宜超過40分鐘。每日20到40分鐘，已經足以使身心機能獲得平靜和諧，達到調理的目標了。

在靜坐的過程中，實行大約五分鐘之後，通常身心會趨於平靜，再坐20至40分鐘，會覺得心身舒暢，這是因為血液循環通暢，身體機能趨於和諧所致。靜坐練習的時日久了之後，不僅身體機能改善，也會使內氣充足，精氣神旺盛。因此，有時候會出現睡眠減少的現象，只要感覺自己的精神狀況還不錯，就不必擔心睡眠變少了。**因為靜坐時身體能量的消耗量降低，甚至可以低到與熟睡時類似，因此，深沉的靜坐可以代替部份的睡眠。**

以簡單的方式，每日靜坐10到40分鐘，可以達到心靈平靜的效果，是非常經濟實惠的方式。但是靜坐本身也是一門很深的學問，如果要進行更深入的研究，或進行更長時間的靜坐，最好尋找信譽可靠的老師帶領，較為安全、有效果。

我在每日鍛練氣功以及靜坐時，會感受到外在的氣流通過全身，使身體獲得新生的能量。而且，我可以感受到人與自然能量之間可以相通，人即是大自然的一部份，並非孤立在天地之間。

生命看來縱使短暫，但卻是一種形式的轉換，人的靈性是永恆存在的。而人生存於世界上的最高價值，就是要使永恆存在的靈性，更加提升到博愛、無我的境界。而且奇妙的是，當你達到這種性靈層次的修為時，你的身體就能長保健康了！

抗癌經驗關鍵筆記

台灣已獲「3D－NLS健康掃描評估系統」正式授權

最初唯一具有完整性「3D－NLS非線性健康掃描暨評估系統」技術的國家，只有俄羅斯的IPP機構所擁有。IPP在推廣這套系統時，曾經授權若干國家的經銷商，將其部份功能以及部份資料庫，擷取翻譯成各國語言，做為展示用途。

惟有獲得授權的機構，才能擁有完整的「3D－NLS非線性健康掃描暨評估系統」服務，也才能擁有檢測品質的保障。因此，台灣能夠獲得俄羅斯IPP機構的「3D－NLS非線性健康掃描暨評估系統」技術正式授權，對於大眾是值得高興的一大健康福利！

這項醫療新資源的引入，得歸功於台大生物細胞學博士鍾明勳。因為他在生物細胞學上的研究深受學界肯定，俄羅斯IPP機構特別邀請他前去參與「3D－NLS非線性健康掃描暨評估系統」學術研究。

鍾明勳博士赴俄羅斯兩年，與俄羅斯太空科學家、醫學家、生物學家等共同研究「3D－NLS非線性健康掃描暨評估系統」，對於非線性人體掃描技術，以及人體生物系統的資料庫比對、判讀有深入的研究，獲得IPP機構肯定，因此授權他在台灣繼續進行研究與推廣，也為台灣人帶來了預防醫學與健檢方法上更加安全、更為精確的新希望！

國家圖書館出版品預行編目(CIP)資料

奇蹟醫生陳衛華20年戰勝3癌!：32歲起連患3癌,奇蹟醫生痊癒活過40年的抗癌養生秘訣 / 陳衛華作. -- 四版. -- 新北市：方舟文化出版：遠足文化事業股份有限公司發行, 2024.06
面； 公分. -- (名醫圖解；7011)
ISBN 978-626-7442-34-0(平裝)

1.CST: 癌症 2.CST: 養生 3.CST: 健康法

417.8 113006259

名醫圖解 0AHD7011

奇蹟醫生陳衛華 20 年戰勝 3 癌！

【熱銷慶功版】

32 歲起連患 3 癌，奇蹟醫生痊癒活過 40 年的抗癌養生秘訣

作　　者　陳衛華
封面設計　張天薪
內文設計　黃鈺涵
文字協力　唐芩、楊琇雯
主　　編　錢滿姿（四版）
行銷經理　許文薰
總 編 輯　林淑雯

出版者　方舟文化／遠足文化事業股份有限公司
發行　遠足文化事業股份有限公司（讀書共和國出版集團）
231 新北市新店區民權路 108-2 號 9 樓
電話：（02）2218-1417
傳真：（02）8667-1851
劃撥帳號：19504465　戶名：遠足文化事業股份有限公司
客服專線：0800-221-029　E-MAIL：service@bookrep.com.tw
網站　www.bookrep.com.tw
印製　沈氏藝術印刷股份有限公司　電話：（02）2270-8198
法律顧問　華洋法律事務所　蘇文生律師
定價　380 元
四版一刷　2024 年 6 月

方舟文化官方網站　方舟文化讀者回函

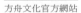

● 讀者意見回函

謝謝您購買此書。為加強對讀者的服務，請您撥冗詳細填寫本卡各資料欄，我們將會針對您給的意見加以改進，不定期提供您最新的出版訊息與優惠活動。您的支持與鼓勵，將使我們更加努力，製作更符合讀者期待的好版品。

● 讀者資料 請清楚填寫您的資料以方便我們寄書訊給您

姓　名：＿＿＿＿＿＿＿＿＿＿　姓別：□男　□女　年齡：

地　址：＿＿＿＿＿＿＿＿＿＿＿＿＿＿＿＿＿＿＿＿＿＿＿＿

E-mail：＿＿＿＿＿＿＿＿＿＿＿＿＿＿＿＿＿＿＿＿＿＿＿＿

電　話：＿＿＿＿＿＿＿＿　手機：＿＿＿＿＿＿＿＿　傳真：＿＿＿＿＿＿＿＿

職　業：□ 1. 學生　□ 2. 製造業　□ 3. 金融業　□ 4. 資訊業
□ 5. 銷售業　□ 6. 大眾傳播　□ 7. 自由業　□ 8. 服務業
□ 9. 軍公教　□ 10. 醫療保健　□ 11. 旅遊業　□ 12. 其他

購書店：＿＿＿＿＿＿＿＿＿＿＿＿＿＿＿＿＿＿＿＿＿＿＿＿

● 購書資料

1. 您通常以何種方式購書？（可複選）
□ 1. 逛書店　□ 2. 網路書店　□ 3. 量販店　□ 4. 團體訂購
□ 5. 傳真訂購　□ 6. 行銷人員推薦　□ 7. 其他

2. 您從何處得知本書？
□ 1. 逛書店　□ 2. 網路blog　□ 3. 報紙廣告　□ 4. 廣播節目
□ 5. 電視節目　□ 6. 書評　□ 7. 親友推薦　□ 8. 行銷人員推薦

3. 您購買本書的原因？
□ 1. 對內容感興趣　□ 2. 喜歡作者　□ 3. 工作需要

4. 您對本書評價：
□ 1. 非常滿意　□ 2. 滿意　□ 3. 尚可　□ 4. 待改進

5. 您覺得本書封面與內文設計如何？
□ 1. 非常滿意　□ 2. 滿意　□ 3. 尚可　□ 4. 待改進

6. 您希望看到哪一個類別的醫療書籍？
□ 1. 聰明醫療　□ 2. 營養廚房　□ 3. 名醫開講　□ 4. 時尚醫美
□ 5. 心靈關係　□ 6. 銀髮生活　□ 7. 寵物健康

7. 請問您對本書的建議：＿＿＿＿＿＿＿＿＿＿＿＿＿＿＿＿＿＿

＿＿＿＿＿＿＿＿＿＿＿＿＿＿＿＿＿＿＿＿＿＿＿＿＿＿＿＿

＿＿＿＿＿＿＿＿＿＿＿＿＿＿＿＿＿＿＿＿＿＿＿＿＿＿＿＿

廣	告	回	信
臺灣北區郵政管理局登記證			
第 1 4 4 3 7 號			

請直接投郵・郵資由本公司支付

沿虛線剪下

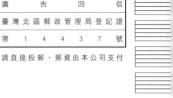

23141
新北市新店區民權路108-2號9樓
遠足文化事業股份有限公司 收

請沿虛線對折裝訂後寄回，謝謝！

方舟文化

名醫圖解 7011

奇蹟醫生陳衛華
20年戰勝3癌！